Faszientraining mit

Yin-Yoga

W0294934

Dirk Bennewitz • Andrea Kubasch

Faszientraining mit
Yin-Yoga

- Nachhaltiger Stressabbau
- Gegen Verspannungen und Rückenbeschwerden
- Für einen rundum gesunden Körper

Mit einem Vorwort von Paul Grilley
Mit 97 Farbfotos und 7 Illustrationen
Fotos: Marco Grundt

Lotos

Inhalt

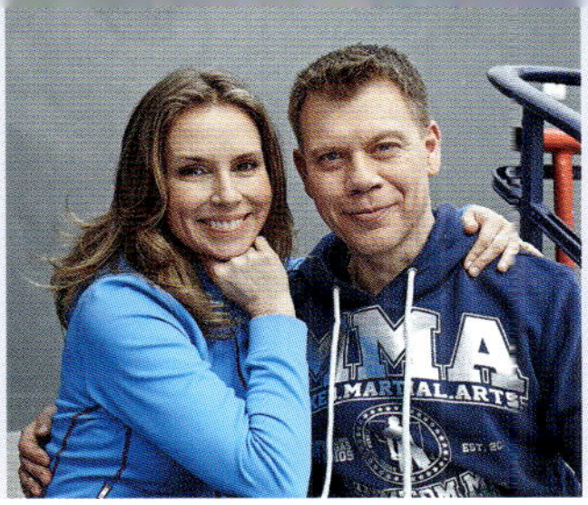
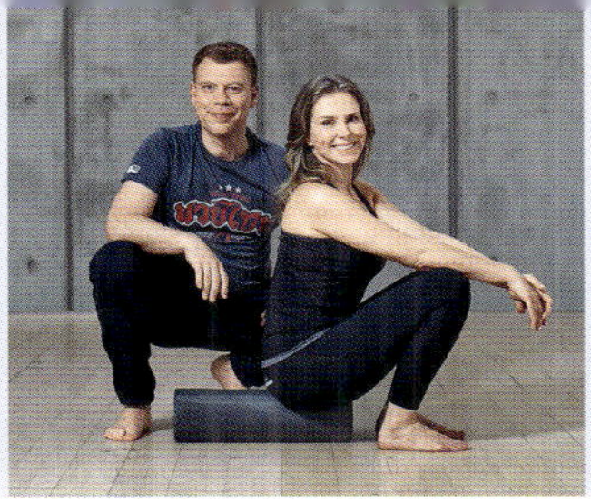
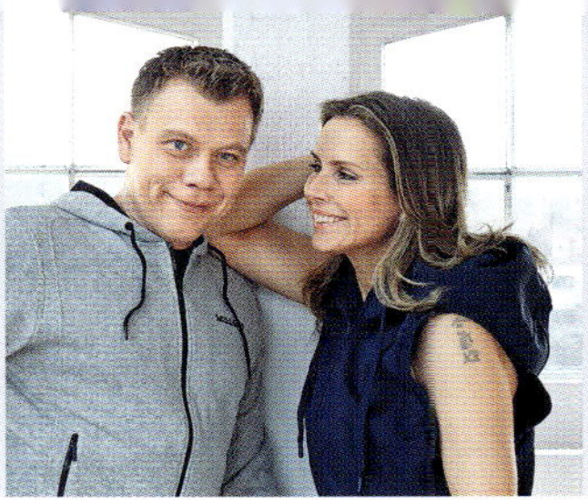

Vorwort von Paul Grilley

Yoga ist bekanntlich schon sehr alt; die Übungen werden seit vielen Generationen von großen Seelen erprobt, und das System hat sich immer wieder als nutzbringende Lehre der spirituellen Entwicklung erwiesen. Doch auf jede große Seele, die das Yoga bis an seine Grenzen ausgelotet hat, kamen Tausende ernsthaft, aber unerleuchtet Trainierende, die seine Ziele oder die Übungen oder auch beides falsch aufgefasst haben. Sie verwechselten den Respekt vor der Vergangenheit mit sklavischem Dogmatismus und überzogen das Yoga unabsichtlich mit dem Aberglauben ihrer jeweiligen kulturellen und geschichtlichen Epoche.

Dem Zeitgeist unserer Tage entspricht es, das Yoga von seinem kulturellen Ballast zu befreien und mit derselben wissenschaftlichen Einstellung zu beleuchten, die die Welt aus dem Gottesgnadentum in die Demokratie geführt, die den Aberglauben durch die Medizin und religiöse Intoleranz durch Freiheit ersetzt hat.

Dass sich Andrea »Qbi« Kubasch und Dirk Bennewitz dem Yoga von ebendiesem modernen wissenschaftlichen Standpunkt aus widmen, freut mich sehr. Dabei gehen sie so grundlegenden Fragen nach wie »Worauf kommt es bei den Übungen an und wie funktionieren sie?«, »Was versteht man unter Spannung? Oder Kompression?« und »Wozu soll das alles gut sein?« Am interessantesten aber finde ich, dass die Autoren die neuesten Erkenntnisse über die Faszien (das Bindegewebe) einbeziehen und auf die Praktiken des Yoga anwenden.

Zwei Aspekte der traditionellen Yoga-Theorie bedürfen dringend einer näheren Untersuchung: 1. Welche Beweise gibt es für die Energieformen, die die alten Yogis »Prana« nannten? 2. Inwiefern wird der Fluss dieser Energie im Körper durch Atemübungen und Yoga-Haltungen angeregt? Die Erforschung der Faszien hilft, in beide Fragen mehr Klarheit zu bringen.

Für jeden Yogi, dem an einer zeitgemäßen, unserer modernen Welt entsprechenden Praxis gelegen ist, stellt dieses Buch eine spannende Einführung in die neue Wissenschaft des Yoga dar, dessen bin ich mir ganz sicher.

Paul Grilley, März 2014, Ashland, Oregon

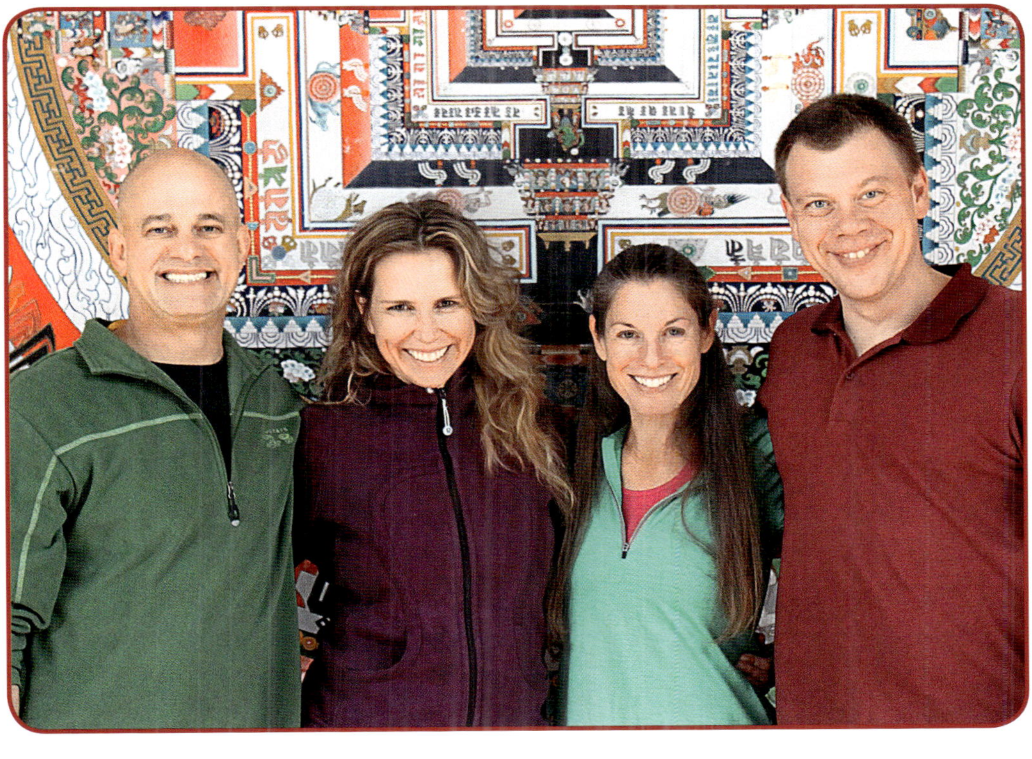

Von links nach rechts: Paul Grilley, Andrea Kubasch, Suzee Grilley, Dirk Bennewitz

Willkommen beim Faszientraining mit Yin-Yoga

In diesem Buch werdet ihr eine Yoga-Form kennenlernen, die euch zu einem glücklichen, ausgeglichenen und gesunden Menschen machen kann. Ihr braucht dafür keine teure Ausrüstung – euer Körper ist das einzige Werkzeug, das ihr benutzen werdet. Die Praxis, die wir hier vorstellen, ist uralt und gleichzeitig modern. Sie verbindet auf einfache Weise Yoga-Übungen, die Lehre der Energiekanäle im Körper und die Ergebnisse der modernen Faszienforschung zu einer funktionalen Einheit.

Die Übungen und Übungsfolgen in diesem Buch sind in unserem »Labor«, unseren Yoga-Schulen, seit vielen Jahren erprobt worden und haben sich dabei absolut bewährt. Diese Praxis hat bereits unzähligen Menschen geholfen, ihre Gesundheit zu verbessern und zu erhalten. Wir selbst praktizieren sie seit vielen Jahren, nachdem wir die Techniken direkt von Paul Grilley, dem wichtigsten Vertreter des modernen Yin-Yoga, gelernt haben.

Yin-Yoga ist eine langsame und statische Praxis, die ihren Fokus auf langes Halten der Positionen und die Stimulation anatomischer Zuglinien im Körper legt. Es geht darum, die Energien im Organismus auszugleichen und zu harmonisieren. Das intellektuelle Verstehen der Zusammenhänge ist dabei nützlich, aber allein hilft es nichts. Es gibt keine Alternative zur tatsächlichen Praxis.

Wir arbeiten ständig an der Verbesserung und Weiterentwicklung des modernen Yoga. Die Integration von neuesten wissenschaftlichen Forschungsergebnissen und Erkenntnissen ist uns dabei genauso wichtig wie die Anpassung an unsere heutige tatsächliche Lebensrealität. Aus diesem Grund haben wir die Übungssequenzen hier im Buch so aufgebaut, dass sie bei den alltäglichen Problemen tatsächlich helfen.

Ihr werdet erfahren, dass vielen Rückenleiden mit Yin-Yoga vorgebeugt werden kann und die Übungen auch einen Heilungsprozess unterstützen können. Andrea hat sich mit Yin-Yoga selbst von ihren akuten Rückenschmerzen befreien können, ohne dafür einen Arzt aufsuchen zu müssen: Unser 35 Kilo schwerer Hund ist ihr beim Spielen aus vollem Lauf von hinten in die Beine gesprintet. Danach hing sie gefühlte drei Sekunden waagerecht in der Luft, um dann mit dem Steißbein voran auf dem Asphaltboden aufzuschlagen. Das hat ihr eine Prellung im Steißbein und im Iliosakralgelenk eingebracht. Dank Yin-Yoga war die Sache aber bald vergessen.

Selbstverständlich empfehlen wir euch, zum Arzt zu gehen, um eure Beschwerden untersuchen zu lassen. Aber wir möchten euch ermutigen, die Verantwortung für eure Gesundheit in den eigenen Händen zu behalten. Yin-Yoga wird auch bei euch dazu beitragen, Blockaden in Körper und Geist zu lösen, und euch damit zu einem erfüllten Leben verhelfen.

In diesem Buch findet ihr die wichtigsten Grundübungen des Yin-Yoga, dazu Selbstmassagen mit einer Schaumstoffrolle, dem Foamroller, die das Bindegewebe ordentlich beleben und straffen. Hinzu kommen spezielle Übungssequenzen zu bestimmten Themen, die wir für euch zusammengestellt haben. Ihr könnt sie jederzeit und ohne großen Aufwand praktizieren. Alles, was ihr dafür braucht, ist ein ruhiger Platz und am besten eine Yoga-Matte oder eine Decke (sowie diesen Foamroller, wenn ihr die Wirkung noch vertiefen wollt). Eure körperliche Verfassung spielt keine Rolle, ihr braucht weder beweglich noch besonders trainiert zu sein. Die Erfolge stellen sich recht schnell ein, wenn ihr dranbleibt.

**Wir wünschen euch viel Spaß bei eurer Übungspraxis.
Lasst euer Leben vom Yin-Yoga bereichern!**

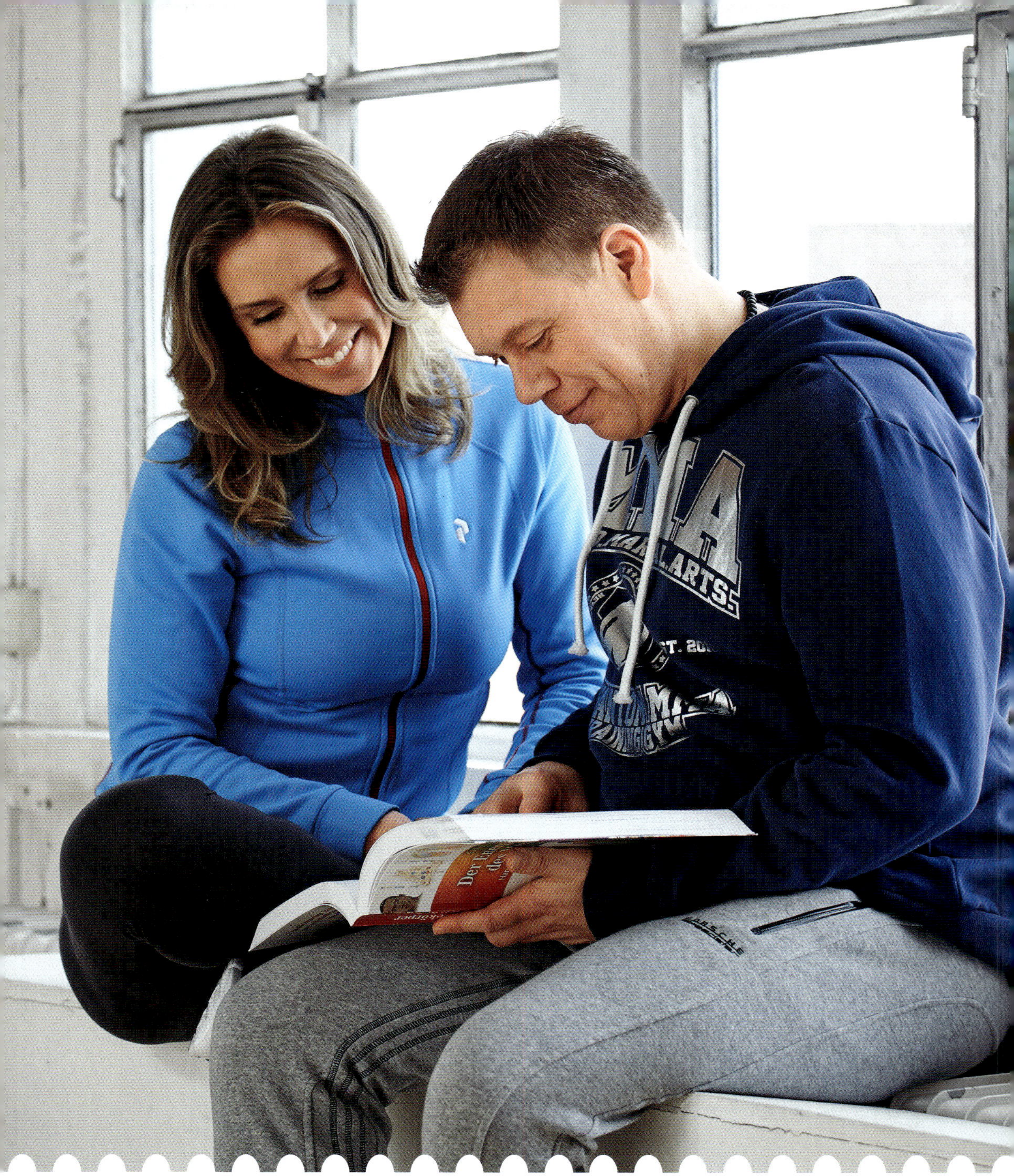

Theorie

Yoga als Weg

Andrea hatte ihre erste Begegnung mit Yin-Yoga vor vielen Jahren bei Bryan Kest, dem Begründer des Power-Yoga. Während einer Lehrerausbildung hat er eine tägliche Yang-Praxis durch eine Yin-Yoga-Session ersetzt. Bei ihm hieß das LSD (Long Slow Deep), und alle haben sich darauf gefreut. Was in dieser Stunde passierte, entsprach aber so gar nicht Andreas Erwartung von Entspannen und Relaxen. Denn Yin-Yoga ist keine Entspannung, wie wir sie kennen, sondern eine tief in das Bewusstsein und in die Zellen gehende Praxis. Entsprechend »geflasht« ist sie dann auch aus dieser Stunde gegangen.

Stellt euch also darauf ein, dass Yin-Yoga ein echtes Training ist. Nicht nur für die Faszien, sondern für euch als ganzen Menschen, für Körper und Geist. Der Entspannungseffekt nach der Praxis ist alle Anstrengungen wert. Er kommt einerseits durch die längere Dauer, die die Positionen gehalten werden, andererseits durch die Haltungen, die Asanas selbst. In dieser Praxis werden Blockaden aufgelöst und Körperteile, die sonst selten angesteuert werden, neu vitalisiert. Das macht Yin-Yoga zu etwas Besonderem.

Yang- und Yin-Stile

Seine Wurzeln hat das Yoga im alten Indien, es entstand vor ungefähr 4500 Jahren. Es ist vor allem eine Methode zur Erkenntnis des eigenen Selbst und zur Vervollkommnung der eigenen Identität. In der Praxis des Yoga finden Menschen bis heute einen Weg, den Herausforderungen ihres Lebens in ihrer eigenen Kraft entgegenzutreten, Ausgleich zu finden und ihren auf Ablenkung konditionierten Geist wieder zu fokussieren. Sie lernen, ihre Ziele besser zu verfolgen und sich überhaupt die richtigen auszusuchen. Leiden wie Burn-out oder Rückenschmerzen haben dann keine Chance mehr.

Aus der Zielsetzung der Selbsterkenntnis und der Meisterschaft im Leben haben sich im Laufe der Jahrtausende viele unterschiedliche Yoga-Stile gebildet. Der Variantenreichtum ist immens. Und das ist gut so, denn Yoga ist eine lebendige Kunst, praktisch die Wissenschaft vom Leben selbst. Es gibt kein wirkliches »Protokoll« für den Weg zur Selbsterkenntnis, es ist ein Weg ohne Anfang und Ende.

Yin-Yoga, auch »Stille Praxis« genannt, fokussiert sich auf Bereiche im Körper und im Geist, die nur durch langes Halten der Positionen stimuliert werden können. Genau das ist seine Besonderheit: Die einzelnen Asanas (Sanskrit: Yoga-Positionen) werden zwischen drei und fünf Minuten gehalten. Diese Art zu üben konzentriert sich darauf, Bindegewebe, Knochen und Gelenke gesund und geschmeidig zu halten. Yin-Yoga ist damit die perfekte Ergänzung zu unseren derzeit im Westen sehr beliebten Yoga-Stilen wie Ashtanga-Yoga, Power-Yoga oder Bikram-Yoga, um nur einige zu nennen. Alle diese Übungsformen haben eins gemeinsam: Sie beschäftigen uns emsig und sind schnell, schweißtreibend und höchst aktiv. Sie trainieren hauptsächlich unsere Muskulatur. Diese Yoga-Formen werden als yang-orientiert klassifiziert. Sie fördern auf energetischer Ebene unsere Yang-Eigenschaften wie Aktivität und Hitze. Yin-Yoga ist die andere Seite derselben Medaille, es fördert Entspannung und Regeneration, ist langsam und äußerlich ruhiger.

Genau das Mittel der Zeit

Unser Alltagsleben spielt sich in einer lauten, bunten und weitreichend vernetzten Welt ab. Wir erledigen unsere Arbeit am Computer, posten auf Facebook, twittern, buchen Reisen im Internet, schicken SMS-Nachrichten herum und erledigen unsere Überweisungen per Onlinebanking. Beschäftigt sein – oder zumindest so zu wirken – ist ein wesentlicher Bestandteil unseres modernen Lebensstils. Für viele von uns ist dieses dynamische Leben der einzige Weg, der einzige Rhythmus, weil wir gar nichts anderes kennen. Aber die meisten fangen an, darunter zu leiden. Der Körper macht das meist nicht lange mit, die Nerven auch nicht. Dabei ist diese atemlose Hast nicht ausschließlich negativ, aber ebenso wenig unausweichlich Schicksal. Wie in allen Bereichen ist auch hier eine gesunde Balance das Optimum. Anspannung und Entspannung sollten in einem harmonischen Gleichgewicht sein. Das kann alles ändern. Selbst die Volkskrankheit Nummer 1, die Depression, ist zu einem großen Teil auf die Dysbalance und die Überbetonung der Anspannung zurückzuführen. Was fehlt, sind Langsamkeit und Achtsamkeit. Und die sind kein unnatürlicher esoterischer Firlefanz, sondern eine Notwendigkeit in unserem Leben. Wir können in einem harmonischen Zustand auf allen Ebenen viel besser funktionieren und außerdem eine klarere Verbindung zu unserer inneren Stimme aufnehmen. Hier greift die uralte Yoga-Idee, dass der wahre Lehrer einem selbst innewohnt.

Der Umgebungslärm muss erst ein wenig verstummen, damit wir die weise Stimme im eigenen Inneren wieder hören können.

Yin-Yoga passt damit bestens in unsere Zeit, denn es bringt uns in den Zustand inneren Gleichgewichts, weil es die Polaritäten in unserem Leben ausgleicht. Die Ziele sind dieselben wie in dynamischen Yoga-Stilen: Kräftigung, Dehnung und Vitalisierung des Körpers und Beruhigung des Geistes, allmähliche Erkenntnis dessen, wer wir sind und was wir wirklich wollen. Yin-Yoga verändert das Bewusstsein dahingehend, die eigenen Bedürfnisse zu finden und Grenzen zu setzen. Die Programme hier im Buch sind dazu gedacht, euch zu glücklicheren und gesünderen Menschen zu machen. Doch zuerst noch ein bisschen Theorie.

Yin und Yang

Die Philosophie von Yin und Yang geht auf die Taoisten im frühen China zurück. Der Taoismus (auch Daoismus genannt) entstand etwa im 4. Jahrhundert vor Christus. Laotse schrieb damals die berühmteste taoistische Schrift, das »Tao te King« (auch »Daodejing«), das »Buch vom Sinn und Leben«. Neben dem Buddhismus und dem Konfuzianismus hat der Taoismus die weitere Entwicklung in China und darüber hinaus maßgeblich geprägt. Er ist weder eine Religion noch »nur« eine Philosophie. Am ehesten könnte man ihn als eine Tradition der Weisheit bezeichnen, aus der sich im Laufe der Jahrhunderte ein praktischer Lebensweg entwickelt hat. Eines der zentralen Themen ist die Natur der Dinge in unserer Welt und ihre stete Wandlung. Taoisten versuchen, die beiden Hauptkräfte Yin und Yang, die Polaritäten, die unweigerlich zum Irdischen gehören, zu harmonisieren, ähnlich wie im Yoga.

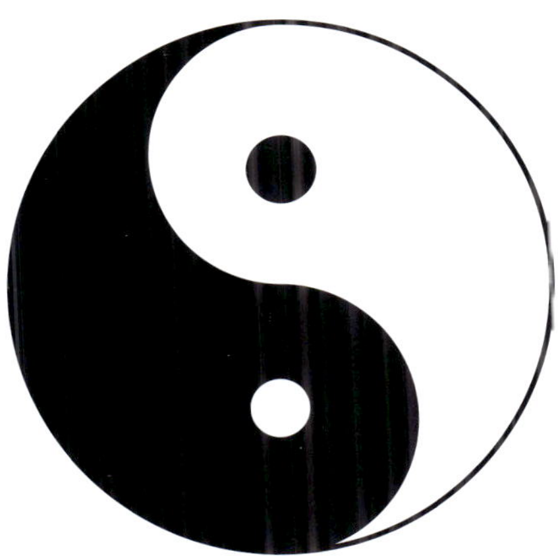

Das Symbol stellt einerseits die Ganzheitlichkeit aller Dinge, andererseits die polaren Gegensätze dar. Die weiße Seite im Symbol steht für die Yang-Energie und die schwarze für Yin. Beide zusammen ergeben das Ganze, das ungeteilte

Sein, in dem es noch keine Polaritäten gibt – das Tao. Jede der beiden Polaritäten enthält in sich wiederum auch die Gegenseite: ein schwarzer Punkt im Yang, ein weißer im Yin. So wie es ohne Licht keinen Schatten gibt. In unserem Leben finden wir keine Situation vor, in der nicht beide Seiten enthalten sind. Es gibt kein reines Yin und kein reines Yang. Es gibt klare Tendenzen, aber immer ist auch der Aspekt des anderen vorhanden.

Yin und Yang

Alle Erscheinungen im Leben gehören zu einer der Polaritäten.

Yin	**Yang**	**Yin**	**Yang**
weiblich	männlich	Kälte	Hitze
passiv	aktiv	Welt	Geist
langsam	schnell	Mond	Sonne
Materie	Energie	Wirklichkeit	Ideal
Wasser	Feuer	Knochen	Muskeln
Leere	Fülle		

Für die Taoisten ist dann Gesundheit gegeben, wenn beide Seiten im Gleichgewicht sind. Es geht bei Gesundheit also nicht nur um die momentane physische Abwesenheit von Krankheiten, sondern um Balance und Harmonie im Leben. Es geht darum, die verschiedenen Kräfte, die in einem System vorhanden sind und auch zusammengehören, bestmöglich auszubalancieren. Das Gleichgewicht ist dabei niemals statisch, alles bewegt sich – wie eine Waage mit zwei gleich belasteten Waagschalen, die immer etwas schwankt, mal zur einen, mal zur anderen Seite. Der Punkt in der Mitte ist der Punkt der Ruhe. Das Auge des Hurrikans, in dem es still ist. Totale Harmonie.

Wie aber sieht es bei uns heute aus? Unser Leben im Westen ist größtenteils yang-orientiert. Wir arbeiten viele Stunden am Tag, sind auf Leistung und Aktivität aus, feiern bis in die Morgenstunden und so weiter. Das Streben nach Balance ist in unserem täglichen Denken meistens nur in Form von »Ich brauch mal Urlaub« präsent. Das drückt unseren inneren Wunsch nach Ausgleich zwar aus, aber wir kommen dem nicht wirklich nach. Der Urlaub bringt den Ausgleich mal für eine kurze Zeit – aber dann? Wir bringen der anderen Seite erst dann genügend Aufmerksamkeit entgegen, wenn uns nach einem lange währenden Yang-Exzess und einem Yin-Defizit eine gesundheitliche Beeinträchtigung wie beispielsweise ein Herzinfarkt, ein Burn-out-Syndrom oder eine Depressionen einholt und wir uns körperlich und seelisch am Ende fühlen. Die Lebensenergien streben immer nach Ausgleich, und jetzt zwingen sie uns zur Ruhe.

Bevor ihr aber darauf wartet, macht lieber Yin-Yoga. Denn damit arbeitet ihr aktiv und freiwillig am Ausgleich dieser Kräfte. Es ist ein vor allem körperlicher Weg, der beide Polaritäten in Harmonie bringt und damit auch positive Auswirkungen auf den mentalen Zustand hat.

Rajas, Tamas und Sattva

Auch die Yogis haben ein dem Yin und Yang vergleichbares Polaritäten-Modell entwickelt, es findet sich im Hatha-Yoga wieder. Die Silbe »Ha« steht für die Sonne, die Silbe »tha« für den Mond. »Hatha« bedeutet wörtlich Kraft oder Gewalt. Auch hier geht es darum, beide Pole zu vereinen und eine Balance herzustellen.

In der Yoga-Philosophie findet sich dieser Aspekt auch im Konzept der »Gunas« wieder, dreier Seinsqualitäten. Die Polaritäten dabei sind Rajas (aktiv, bewegt, warm, Willenskraft) und Tamas (passiv, kühl, Gelassenheit). Diese Gegensätze werden im Zustand des Sattva vereint: das harmonische und ausgeglichene Sein, frei von Anspannung, Bemühen und Gier.

West meets East – das Beste für uns heute

Stellt euch vor, ihr seht eine wunderschöne Blume. Ihr möchtet die Pflanze erforschen und beschreiben. Wenn ihr eher östlichen Philosophien zugeneigt seid, werdet ihr sie wahrscheinlich zuerst als Ganzes anschauen und ihre Schönheit und Vollkommenheit sehen. Eure Beschreibung wird die verschiedenen Farben, den Geruch und ihre Einbindung in die gesamte Wiese enthalten. Ist euer Denken eher westlich geprägt, werdet ihr die Blume wahrscheinlich schnell unter das Mikroskop legen und beispielsweise herausfinden wollen, wie das Wasser von der Wurzel den Stängel hinauf bis zur Blüte wandert. Ihr werdet den Blütenstaub chemisch analysieren, die Höhe der Pflanze messen und das Lebensalter bestimmen … Auf genau diese beiden Weisen kann man auch mit sich selbst umgehen, mit Körper und Geist. Und man kann beides verbinden, wie das moderne Yoga-Stile tun.

Streben nach Balance

In yogischen und anderen östlichen Betrachtungsweisen sind Körper und Geist eine feste Einheit. Gesundheit und Wohlbefinden entstehen durch ein stetes Streben nach Vereinigung beider Seiten (»Vereinigung« ist auch eine Übersetzung für den Begriff »Yoga«) und Ausgleich. Im täglichen Leben sehen wir das überall.

Wir haben zu viele Klamotten, zu viel Stress, trinken zu viel Kaffee, haben zu viel Unterhaltung, zu viele Neider, Verspannungen und so weiter. Und wir haben zu wenig Klamotten, Geld, Anerkennung, Muskeln, Liebe, Urlaub, Spaß und so fort. So empfinden wir das – und unser ganzes Dasein ist ein ständiges Arbeiten an der Balance. Und genau dieses Gleichgewicht kann durch Yin-Yoga viel leichter erreicht werden. Wir betrachten uns als eine Einheit und sorgen dafür, dass sie alles bekommt, was sie tatsächlich braucht. Für uns heute ist das insbesondere der Yin-Pol.

Unser westlicher Lebensstil – zwei Generationen nach der digitalen Revolution – mit all seinen »Time-Management«-Systemen, den Kalendern auf dem Mobiltelefon, mit E-Mail-Verkehr und Short-Message-System hat uns nicht mehr Zeit und kein bisschen mehr Entspannung eingebracht. Wir sind so fett und so frustriert wie kaum eine Generation vor uns. Wir hetzen durch den Alltag und verbringen abends mehrere Stunden unserer Lebenszeit vor dem Fernseher und im Internet. Täglich. Und gesellschaftlich akzeptiert. Wir glauben, das sei Entspannung – aber auf Dauer führt dieser meist negative oder hirnlose Input in unser System zur Entfremdung von uns selbst, von Körper und Geist. Denn gerade Fernsehen ist kein Beruhigungsmittel zur Entspannung, sondern eine Stimulanz für unseren Geist. Der Körper befindet sich dabei in der Regel in völliger Bewegungslosigkeit, während das Gehirn auf Hochtouren arbeitet. Das System gerät immer weiter aus der Balance.

Aus der Perspektive des Yoga, der Traditionellen Chinesischen Medizin und weiterer östlicher Lehren führt dieses Ungleichgewicht zu Krankheiten und zu einem fremdbestimmten Leben. Die dauerhafte Ablenkung bewirkt, dass wir gar nicht unser eigenes Leben leben. Das heißt nicht, dass man nicht ab und zu einen Film zur Unterhaltung oder eine Dokumentation anschauen kann. Aber als Ausgleich zu unserem außenorientierten Lebensstil empfiehlt sich eine Praxis, bei der man sich »zu sich hin« bewegt, statt sich immer weiter von sich selbst zu entfernen.

Der Mensch als Ganzes

Die medizinische Betrachtungsweise von Körper und Geist hier im Westen folgt hauptsächlich rationalen Prinzipien und empirischen Daten. Und das ist gut so. Unsere Schulmedizin hat geniale Methoden und Verfahren entwickelt, um uns zum Beispiel nach Unfällen wieder zusammenzubauen oder uns vor Infektionen zu schützen. Hinter ihrem Denken steht die Annahme, dass unser Körper eine Art Maschine ist, die man wieder reparieren kann. Diese »Maschine« ist mit selbstregulierenden Mechanismen wie einem vegetativen Nervensystem ausgestattet. Die Programme laufen wie Betriebssysteme in Computern, von uns weitgehend unbemerkt im Hintergrund, ab. Deswegen müssen wir uns auch nicht auf unseren Herzschlag konzentrieren oder etwa unsere Verdauung aktiv kontrollieren. Das System kann das allein. Und wenn in dieser Körpermaschine etwas »kaputt« geht, wird es wieder instandgesetzt oder ausgetauscht. Ist ein Hüftgelenk verschlissen, wird ein neues eingebaut. Das ist wirklich toll.

Unser Geist ist in dieser Betrachtungsweise meist vom Körperlichen abgekoppelt. Er ist wie ein eigener Kosmos, und auch für ihn gibt es schulmedizinische Hilfe: Gesprächstherapie, Verhaltenstherapie, Selbsthilfegruppen, Antidepressiva und vieles mehr. Auch diese Maßnahmen können zu Heilung führen. Wichtig wäre es aber, dass die beiden Komponenten, Körper und Geist, zusammengeführt werden. Eine ganzheitliche Betrachtung der Patienten findet meistens nicht in ausreichendem Maße statt.

Auch wir, in diesem Fall Dirk, kennen das aus eigener Erfahrung. Er litt jahrelang unter zu hohem Blutdruck. Zu der Zeit hat er noch geraucht, jeden Abend eine Flasche Wein getrunken und 15 Kilo Übergewicht mit sich herumgetragen. Als es dann um den Blutdruck ging, sagte die Ärztin, sie könnte ihm Betablocker verschreiben. Die hätten aber Nebenwirkungen, sie machten matt. Dirk hat sie trotzdem genommen. Das Naheliegende, die Lebensumstände zu ändern und Übergewicht, Alkohol und Nikotin drastisch zu reduzieren, kam ihm erst in den Sinn, als die Nebenwirkungen zu stark wurden. Es geht also nicht immer um die isolierte Betrachtung eines Problems, sondern die Einbettung in das Gesamtbild.

Genauso beim Sport, wie wir ihn in unserem kulturellen Kontext häufig betreiben. Es ist erforscht und bewiesen, dass regelmäßige und moderate körperliche Aktivität unsere Körpermaschine gesund hält. Außerdem bereitet Sport Freude und macht Spaß, das ist ein extrem wichtiger Faktor für unseren Geist und für ein glückliches Leben. Auch Wettkämpfe können diese Freude bringen. Es gibt jedoch eine fließende Grenze, hinter der wir anfangen, unseren Körpern zu schaden. Wenn untrainierte Bürohengste plötzlich zu Bundesligastars werden wollen und sich dabei verletzen, ist die Verbindung von Körper und Geist offensichtlich gestört. Und auch auf andere Weise opfern wir unsere Körper auf dem Altar der Eitelkeiten oder der schrägen Ideen – und merken es noch nicht einmal. Wenn ihr einen anderen Weg gehen wollt, seid ihr hier genau richtig.

Von null auf hundert

Ein Beispiel, das uns in unseren Studios immer wieder begegnet:
Männlicher Schüler (um die 40, vor dem Unterricht): »Hallo, ich kann heute nicht alles machen. Ich habe mich verletzt. An der Wade und am hinteren Oberschenkel, ich habe wohl Zerrungen, vielleicht auch einen Bänderriss.«
»Wie kommt's? Was hast du gemacht?«
»Firmen-Fußballturnier.«

Der Weg durch die Mitte

Im Yin-Yoga als Faszientraining führen wir die beiden Vorstellungswelten aus östlicher und westlicher Sichtweise zusammen. Auf der einen Seite ist da die physiologisch sinnvolle und gesunde Asana-Praxis, die vor allem den Flüssigkeitstransport im Körper anregt, die Gelenke gesund und beweglich erhält und Spannungen im Körper vermindert. Auf der anderen Seite steht der meditative und beruhigende Effekt auf den Geist.

Eine solche Praxis kommt uns sehr entgegen. Denn bei allen unseren Aktivitäten strebt unser System nach Ausgleich. So gibt es in unserem Körper verschiedene Kreisläufe, die durch das fasziale Yin-Yoga wieder ausgeglichen werden. Die Energie bewegt sich dabei von Regionen mit Überdruck zu den Bereichen mit niedrigerem Druck. Energie (Hitze), Information (Hormone) und Materie (Blut und Grundsubstanz) bewegen sich durch den Körper. Diese westliche Betrachtungsweise korrespondiert hier mit dem yogischen Ansatz, in dem Prana (universelle Lebensenergie) durch Nadis (Energiekanäle) im Körper fließt. Und je harmonischer und ungehemmter der Fluss, desto gesünder bleibt man.

»Use it or loose it«

Um unseren Bewegungsapparat gesund und fit zu halten, ist es am effektivsten, den Körper abwechselnd sinnvoll zu belasten und sich erholen zu lassen. Diese Erkenntnis ist uralt und immer noch genau richtig. Unsere Körper sind auf einen Jäger-und-Sammler-Lebensstil ausgerichtet. In den ungefähr 2,4 Millionen Jahren unserer Existenz haben wir uns etwa 84000 Generationen lang ständig bewegt und ein Leben in der Natur geführt. Mit der landwirtschaftlichen Revolution (vor ungefähr 350 Generationen) sind wir sesshaft geworden. Die industrielle Revolution (vor etwa sieben Generationen) und die digitale Revolution (vor zwei Generationen) haben uns ein ultrabequemes Leben beschert. Wir müssen uns nicht mehr vor wilden Tieren in Acht nehmen, nicht mehr jagen gehen und nicht mal mehr herumlaufen, wenn wir es nicht wollen. Mit dieser Entwicklung einher ging auch eine permanente Reduktion der physischen Arbeit, die Menschen erledigen müssen. Der Ausgleich von Aktivität und Bewegung ist also auch hier gestört – nur dass wir jetzt nicht entspannt herumsitzen, während Maschinen die Arbeit machen. Sondern wir haben uns Stress und Hektik auf andere Weise zugelegt.

Belastung und Entspannung, Aktivität und Ruhe im Wechsel, das ist es, was uns auf allen Ebenen gesund hält.

Das Prinzip von positiver Belastung und Ruhephasen ist genau das, was uns guttut. Nicht nur auf physischer Ebene, sondern auch in vielen anderen Systemen unseres Lebens, beispielsweise beim Immunsystem oder in unseren geistigen Fähigkeiten. Wenn die Mechanismen nicht regelmäßig stimuliert werden, verlieren sie ihre Leistungsfähigkeit und degenerieren. Deswegen sollten wir eben auch bis ins hohe Alter Scrabble spielen, uns bewegen und kreative Aufgaben lösen. Eine Betätigung wie das Yin-Yoga trägt ebenfalls dazu bei, gesund und fit zu bleiben, und bringt uns darüber hinaus noch auf einen Weg der Selbsterkenntnis.

Was genau ist nun Yin-Yoga?

Yin-Yoga ist eine statische Praxis. Die Positionen werden ohne Eile und Hektik eingenommen und dann über drei bis fünf Minuten gehalten. Wenn ihr in der Haltung seid, versucht ihr die beteiligte Muskulatur zu entspannen. Yin-Yoga wirkt auf sogenannte Targetzones: Bereiche im Körper, auf die die spezielle Asana hauptsächlich abzielt und in denen sie ihre Wirkung entfaltet. Es sind die Gelenke, Faszien und Bänder. Gleichzeitig folgt auch Yin-Yoga der Idee, dass die Lebensenergie der Aufmerksamkeit folgt und so beim Üben in den betroffenen Körperzonen Heilung stattfindet. Die Übungen selbst sind dem Hatha-Yoga entnommen und – so wie ihr sie hier vorgestellt findet – zum Teil von uns entwickelt oder modifiziert worden. Wenn ihr bereits mit Yoga-Asanas vertraut seid, werden euch also einige der Übungen hier bekannt vorkommen.

Die Praxis wirkt total easy. Falls ihr euch daher zwischendurch fragt, ob das überhaupt richtiges Training ist, was ihr da macht, seid versichert, es ist wirkliches Training. Dirk hat am Anfang immer versucht, irgendwohin zu kommen, um einen vermeintlichen Fortschritt zu erzielen. Das braucht ihr nicht. Gleichmütig zu akzeptieren, was ist, wird euch schnell gelingen, wenn ihr aus dem Leistungsdenken aussteigt. »Höher, schneller, weiter« bringt hier nichts, stattdessen erfreut euch lieber an der wachsenden Achtsamkeit, die ihr im Laufe der Praxis entwickelt.

Yin-Training versus Yang-Training

In unserem Körper gibt es unterschiedliche Strukturen, für die sich unterschiedliche Formen von Training anbieten. Es sind Yang- und Yin-Strukturen. Zu den Yang-Strukturen zählen unsere Muskeln, unser Blut und unsere Haut.

Knochen, Bänder und Gelenke werden hingegen dem Yin zugeordnet. Je höher der Dichtegrad einer Körperstruktur ist und je unflexibler und fester sie ist, desto mehr Yin-Anteil steckt in ihr.

Für Muskelfasern ist es das beste Training, sie rhythmisch zu kontrahieren und auf verschiedene Arten Bewegungen auszuführen – ein Yang-Training. Muskelfasergewebe ist elastisch und damit genau für diese Art von Training gemacht. Ein yin-artiges Muskeltraining hingegen, bei dem man die Kontraktion über drei Minuten aufrechterhält, ist nicht sinnvoll, ganz im Gegenteil, es kann den Muskel sogar schädigen. Krämpfe, Muskelfaserrisse, krampfartige Störungen der Motorik und Übersensibilität der Nerven können die Folge sein. Stellt euch einfach vor, ihr müsst einen Klimmzug machen und das Kinn über die Stange heben – und dort bleibt ihr dann für drei Minuten. Das ist nicht so gut.

Die Yin-Strukturen in unserem Körper trainiert man nun wieder am effektivsten mit einem Yin-Training, also dem Yin-Yoga. Die Gelenke und Bänder enthalten einen hohen Kollagenanteil, das verleiht ihnen die nötige Festigkeit und Stabilität. (Andrea sagt immer, am liebsten hätten wir im Alter mehr Kollagen im Gesicht als an irgendwelchen anderen Stellen, das hält straff und frisch.) Eine regelmäßige und moderate Belastung dieser Strukturen lässt die Lebenssäfte dorthin fließen und hält die Körperpartien lebendig und gesund (mehr dazu später).

Das Training darf allerdings keine ruckartigen Bewegungen enthalten, es ist sanft und statisch. Am ehesten kann man die festen Strukturen im Körper mit Plastik vergleichen. Stellt euch vor, ihr nehmt eine Kunststoff-Büroklammer und biegt sie rhythmisch von einer Richtung in die andere. Die Struktur wird irgendwann nachgeben und an ihrer schwächsten Stelle zerbrechen. Wenn man aber stattdessen die Büroklammer langsam und mit leichtem Druck formt, wird sie keinen Schaden nehmen. Unsere Zähne sind zum Beispiel sehr yin-lastige Strukturen. Stellt euch vor, ihr möchtet eure

Zähne an eine andere Stelle verschieben, weil sie dort besser aussehen oder besser kauen können. Wenn ihr dafür an euren Zähnen ruckelt, und das für mehrere Minuten am Tag, dann werden sie euch langsam, aber sicher ausfallen. Wenn ihr sie allerdings über einen längeren Zeitraum mit einer Klammer in die richtige Lage bringt, werdet ihr auf lange Sicht Erfolg haben.

Also: kein yang-artiges Training auf Yin-Strukturen anwenden!

Alles hat seine Zeit

Um das optimale Verhältnis von yin- und yang-orientierten Trainingseinheiten für sich herauszufinden, ist es sinnvoll, sich den jeweiligen Lebensabschnitt bewusst zu machen, in dem man sich befindet. Als kleines Kind ist man vollständig yang-lastig, Babys haben noch überhaupt keine innere und äußere Stabilität und Festigkeit, deswegen müssen wir so vorsichtig mit ihnen umgehen. Im Laufe ihres Wachstums bauen sich dann Muskeln und Knochen weiter auf. Kindheit, Jugend und junges Erwachsenenleben ist die Zeit für überwiegend yang-artige Betätigung. Wir bauen unseren Muskelapparat auf. Das Gleichgewicht der beiden Prinzipien findet sich ungefähr zwischen dem 25. und 35. Lebensjahr. Dann beginnt schon unser Alterungsprozess und wir werden steifer und unbeweglicher. Wir werden im wahrsten Sinne des Wortes stabiler und unflexibler, wenn wir älter werden. Auch unser Geist und unser äußeres Verhalten werden oft im gleichen Maße unbeweglich und fester. In dieser Lebensphase ist es nötig, mehr Yin-Aktivitäten in das Training zu integrieren. Trotzdem solltet ihr euren Muskelapparat ebenfalls weiter trainieren, denn im Alterungsprozess nimmt auch die Muskelmasse ab.
Als Regel gilt: Trainiert Yin-Yoga am besten zwei- bis dreimal pro Woche.
Ihr braucht auf keine eurer weiteren Aktivitäten zu verzichten.

Training für Gelenke und Bänder

Yin-Yoga trainiert also in der Tat auch die Gelenke. Die Therapeuten unter euch werden jetzt vielleicht entsetzt zusammenzucken. Die Vorstellung, Gelenke zu trainieren, mag euch unsinnig und sogar gefährlich erscheinen. Das trifft jedoch nur auf Yang-Training zu. Tatsächlich sind die Übungsformen des Yin-Yoga sinnvoll und gesundheitsfördernd für unsere Gelenke. Die mechanische Stimulation hält die Bänder geschmeidig und stark. Die moderate Belastung führt dazu, dass der Körper reagiert und sie kräftigt.

In unserer physischen Yoga-Praxis machen wir mit unserem Körper drei verschiedene Dinge: Wir üben Druck auf ihn aus. Wir dehnen und strecken ihn. Wir verdrehen ihn. Die positiven Auswirkungen dieser Bewegungen spiegeln sich körperlich, energetisch und geistig/emotional wider. In Vorwärtsbeugen dehnen wir beispielsweise das Bindegewebe und die Bänder unseres Rückens. In Drehungen der Wirbelsäule stimulieren wir die einzelnen Wirbelgelenke und die darum liegenden Gewebestrukturen. Und in einer Rückwärtsbeuge üben wir Druck auf die einzelnen Wirbelkörper aus. All diese Stimuli sind sehr gesund, wenn man sie ausführt, ohne sein Limit zu überschreiten. Das aber wird bei jedem Menschen etwas anders aussehen. Schauen wir uns das genauer an.

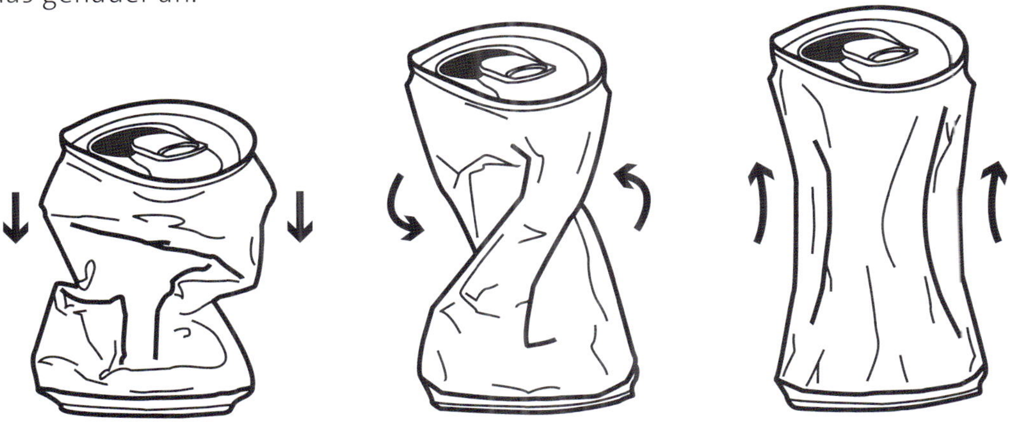

Stauchung Drehung Dehnung

Vier anatomische Grundkonzepte im Yin-Yoga

Um Yin-Yoga für die Praxis zu verstehen, ist es nötig, die Grundprinzipien zu durchschauen. Beim Üben von Yoga-Positionen gelangen wir nämlich unweigerlich irgendwann am Ende unseres Bewegungsradius an. Die Gründe dafür sind unterschiedlich und führen dazu, dass eine Haltung bei den einzelnen Menschen ganz unterschiedlich aussieht, obwohl alle dieselbe Übung machen. Wir wollen in diesem Zusammenhang die vier wichtigsten Einflussfaktoren auf der körperlichen Seite beleuchten.

- Spannung
- Kompression
- Proportion
- Orientierung

Spannung

Spannung entsteht durch muskulären Widerstand und Steifheit im Bindegewebe. Normalerweise sind Muskeln dazu in der Lage, ihre Länge durch Dehnung maßgeblich zu vergrößern. Ein aufgewärmter Muskelstrang hat die Kapazität, sich um bis zu 50 Prozent zu verlängern. Das umliegende Bindegewebe passt sich dem an – allerdings nur, wenn es regelmäßig die entsprechende Stimulation erhält. Muskeln hält man am besten gesund, indem man sie mit Bewegungen fordert und anschließend dehnt. Dadurch bleiben sie schön geschmeidig, der Körper bleibt beweglich.

Ein Beispiel dazu: Steht ihr in einem langen Ausfallschritt, mit gestrecktem hinteren Bein und angewinkeltem vorderen Bein, dehnt ihr den Bereich um den Hüftbeuger des ausgestreckten Beines. Die Dehnbarkeit in der Muskeln, aber ebenso im Bindegewebe dieses Komplexes beschränkt euren Bewegungsradius. Dieser Effekt wird im Yin-Yoga als »Spannung« definiert.

Wie entstehen (Ver-)Spannungen?

Muskuläre Spannung entsteht unter anderem durch übermäßige sportliche Beanspruchung. Wenn ihr viel lauft oder Fahrrad fahrt, neigen die Rückseiten eurer Oberschenkel mit der Zeit dazu, sich zu verkürzen. Wenn ihr euch gar nicht bewegt und nur am Schreibtisch sitzt, ist der Effekt, was die Spannungen angeht, vergleichbar: Eure unterforderten Muskeln degenerieren und werden immer unbeweglicher.

Neben den eher mechanischen Gründen gibt es noch die mentalen Einflüsse. Unser Körper ist einerseits ein Abbild unseres Geistes und andererseits ein Produkt unseres bisherigen Lebens. Als Menschen neigen wir häufig dazu, an Dingen und Gedanken festzuhalten. In unserem westlichen Lebensmodell wird das mit sozialem Status belohnt: Wer Geld und viele Dinge angehäuft hat, wird als erfolgreich eingestuft. Der Preis für dieses im Yoga »Anhaften« genannte Verhalten ist Stress. Darauf werden wir in diesem Buch noch zurückkommen, denn bei Stress und Burn-out ist Yin-Yoga bestens als Gegenmittel geeignet. Warum dieser Stress? Wir müssen uns um all unseren Besitz kümmern und sind ständig im Rennen um noch mehr. Dieser Stress findet sein muskuläres Abbild im Körper. Als Erstes spannt sich unser Nacken an und der Unterkiefer wird fest. Wenn der Stress zum Dauerzustand in unserem Leben wird, dann verschlimmern sich auch diese Symptome. Spannungen sind dann in fast allen Bereichen unseres Körpers zu finden.

Unser Körper baut auch zum Schutz von ehemals verletzten Strukturen muskuläre Spannungen auf, um die betroffenen Areale abzusichern. Fast immer führt das zu einer erhöhten Grundspannung um diesen Bereich herum. In unserem täglichen Leben spüren wir diese Begrenzungen irgendwann nicht mehr und empfinden sie als normal. Oder wir denken sogar im Gegenteil, wir seien entspannt. Traumata und Verletzungen, die das Bindegewebe betreffen, führen zu einer Verdickung an dieser Stelle. Zum Schutz der verletzten Körperteile wird das umliegende Bindegewebe stärker und fester – und das bleibt dann auch so, wenn man es nicht ausreichend dehnt. So bilden sich Narben. Das, was man oberflächlich auf der Haut sieht, ist aber nur die Spitze des Eisberges.

Der Körper ist wie ein Aufnahmegerät, das Unfälle, Operationen und Traumata jeder Art abspeichert.

Ein Beispiel dazu: Dirk hatte als Kind eine beidseitige Leistenbruch-Operation. Dabei wird der Körper geöffnet und die gebrochene Nahtstelle in der Außenhaut der Darmschlingen wieder zusammengenäht und so verschlossen. Die Wundheilung allein hat ihm damals zwei Wochen Krankenhaus beschert. So lange hat es gedauert, bis die Körperstrukturen wieder tragfähig zusammengewachsen waren. Als er dann 20 Jahre später mit Yoga anfing, fiel ihm auf, wie sensibel er in diesem Bereich immer noch war. In der Schmetterlingspose (Butterfly, siehe Seite 88) konnte er die Muskulatur nicht entspannen und die Knie nicht nach außen zum Boden sinken lassen. Sein Körper hielt immer noch am Schutz dieser Körperregion fest, obwohl die Operation schon 20 (!) Jahre her war. Erst mit langjähriger Praxis konnte er diesen Bereich wieder geschmeidig machen. Am ersten Tag seiner Lehrerausbildung lag er dann in der Schmetterlingspose und sein, ihm bis zu diesem Tag unbekannter, (Iyengar-)Yoga-Lehrer setzte zu einem Adjustment an. Üblicherweise drückt der Lehrer beim Schmetterling die Knie weiter auseinander. Dirk hat nur zu ihm gesagt, wenn er ihn jetzt anfasst, dann schmeißt er ihn aus dem Fenster. Und wir sind uns bis heute sicher, dass er das in dem

Moment auch vollkommen ernst gemeint hatte. Der Lehrer ließ ihn in Ruhe, später wurden sie die besten Freunde. Aber das Beispiel zeigt, wie tief die Erinnerungen auch im Gewebe sitzen. Mit einer beständigen Yin-Yoga-Praxis allerdings lösen sich solche inneren Verspannungen, und man ist in der Lage, die Selbstheilungskräfte des Körpers zu aktivieren.

Kompression

Unter Kompression versteht man im Yin-Yoga dieses Phänomen: Wenn Knochen aufeinandertreffen, ist der Bewegungsradius des Menschen in dieser Position final erschöpft. Auch mit noch so viel Übung wird sich dieser Umstand nicht weiter verändern lassen. Wenn also die maximale muskuläre Dehnfähigkeit erreicht ist, stoßen wir als Letztes auf dieses Hindernis.

Ein Beispiel: Stellt euch vor, ihr streckt euren Arm parallel zum Boden und mit der Handfläche nach oben aus. Wenn der Oberarmbeuger (Bizeps) ausreichend gedehnt ist, werdet ihr bei maximaler Streckung spüren, wie das Ellbogengelenk blockiert und am Ende der Beweglichkeit ankommt. An diesem Punkt stoßen euer Oberarmknochen und die Elle des Unterarms zusammen und begrenzen die Bewegung. Wenn ihr in der Übungspraxis an diesem Punkt angelangt seid, ist »die Tür auf«. Und danach wird sich kein sichtbarer Fortschritt mehr einstellen. Eine Tür geht eben nicht weiter auf als auf.

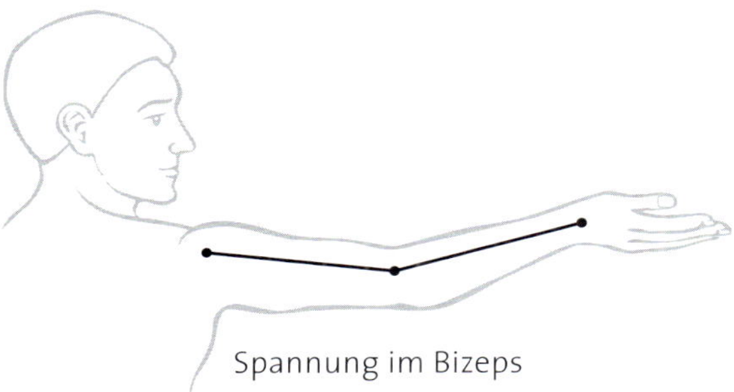

Spannung im Bizeps

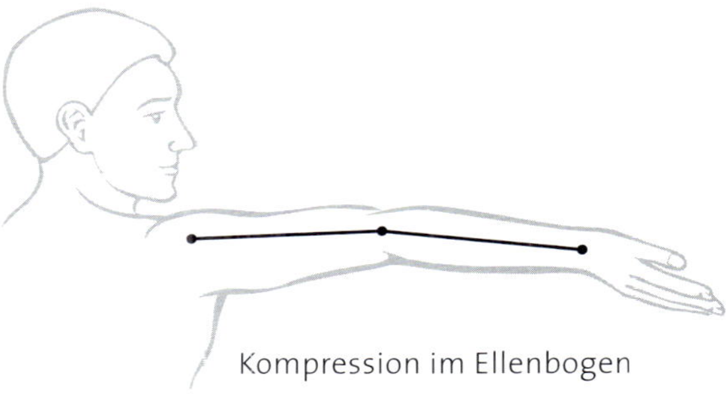

Kompression im Ellenbogen

Ein anderes Beispiel: Utkatasana, die Stuhlhaltung. Während ihr die Fußsohlen am Boden belasst, beugt ihr die Knie so weit wie möglich. Dabei stoßen irgendwann das Schienbein und die Fußoberseite zusammen. Und das passiert bei verschiedenen Menschen unterschiedlich früh oder spät. Manche Geübte (in diesem Fall diejenigen, die keine Spannung mehr in den Waden haben) können die gesamten Fußsohlen am Boden behalten und das Gesäß dann auf den Fersen absetzen. Für andere wird das jedoch niemals erreichbar sein, einfach aufgrund der Unterschiede im Körperbau.

Same, same but different

Sogar unser Skelett besteht aus einer nicht bei jedem Menschen identischen Anzahl von Knochen. Wenn wir geboren werden, sind es noch ungefähr 300, später dann wachsen sie zum Teil zusammen, und es bleiben noch 206 bis 214 übrig. Der Bauplan unseres Körpers ist zwar prinzipiell bei allen Menschen gleich, es gibt aber immer individuelle Unterschiede. Zum Beispiel kommt eines von 15000 Neugeborenen mit spiegelbildlich angeordneten Organen (*Situs inversus*) zur Welt. Bei diesen Menschen ist das Herz auf der rechten Seite. Normalerweise bringt dies keinerlei Beeinträchtigungen in den Funktionen der Organe mit sich. Es zeigt aber, dass die Varianzen im Körper frappierend sein können. Genauso verhält es sich mit dem Knochenbau. Gelenke und Knochen sind im Körper teilweise sehr unterschiedlich angeordnet und ermöglichen uns unseren individuellen Bewegungsrahmen.

Proportion

Habt ihr schon einmal Weltklasse-Schwimmer beobachtet, die bei einer Siegerehrung eine Medaille um den Hals gehängt bekommen? Ihre Arme hängen meist weit nach unten in Richtung ihrer Knie. Die Arme sind in Relation zum Oberkörper extrem lang. Das ist eine Voraussetzung, um es in diesem Sport in die Weltelite zu schaffen.

Die Proportionen, also das Größen- und Längenverhältnis der einzelnen Körperteile zueinander, sind von Mensch zu Mensch sehr unterschiedlich und beeinflussen die Yoga-Praxis enorm. Jemand mit langen Armen wird es immer leicht haben, beispielsweise in der Asana Caterpillar die Hände zu seinen Füßen zu bringen. Einfach aufgrund des Körperbaus. Der Übende ist damit keineswegs »fortgeschrittener« oder besser trainiert. In der Illustration seht ihr ein Beispiel von ein und demselben Knochen bei zwei unterschiedlichen Personen. Die Länge des Oberschenkelhalses variiert enorm.

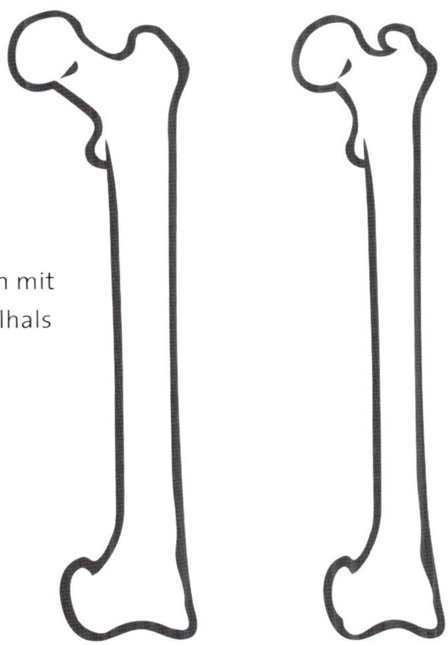

Oberschenkelknochen mit langem Oberschenkelhals

Oberschenkelknochen mit kurzem Oberschenkelhals

Bleibt bei euch selbst

Für die Praxis heißen all diese anatomischen Unterschiede: Es kommt nur darauf an, die Zielsetzung einer Asana zu begreifen und dieser auf der Spur zu bleiben. Eine Bilderbuchhaltung wie auf dem Titelbild einer Yoga-Zeitschrift einzunehmen, ist also gar nicht erstrebenswert. Und das gilt für yin- ebenso wie für yang-artiges Yoga.

Orientierung

Kein Knochen in unserem Körper ist gerade. Die beiden Enden des Knochens sind immer gegeneinander verdreht und durch spiralförmige Strukturen gekennzeichnet. Dieser Tatsache verdanken unsere Knochen einen großen Teil ihrer Festigkeit. Und sie führt dazu, dass unser Körper bestimmte Stellungen ganz automatisch einnimmt, weil er eben genauso gebaut ist. So zeigen zum Beispiel die Ellbogenbeugen mal nach vorn und mal zueinander, wenn unterschiedliche Menschen im Stand die Arme einfach locker hängen lassen. Auch solche Unterschiede führen dazu, dass Yoga-Positionen bei jedem Praktizierenden unterschiedlich aussehen.

Die Rolle der Faszien

Das Bindegewebe (synonym für Faszien) spielte bis vor Kurzem eine weit unterschätzte Rolle in der menschlichen Anatomie. Faszien wurden hauptsächlich als unbedeutendes Verpackungsmaterial missverstanden. Neue Forschungen haben aber ergeben, dass das Bindegewebe an jeder unserer Bewegungen aktiv beteiligt ist und uns Stabilität und Stärke verleiht.

Zusätzlich ist das Bindegewebe von vielen unterschiedlichen Rezeptoren durchzogen, die dafür verantwortlich sind, unsere Körperwahrnehmung zu verbessern. Das macht ein Sinnesorgan aus ihm. Das Bild der Anatomie befindet sich im Wandel. Früher wurden Komponenten wie Knochen, Sehnen, Bänder, Muskeln und Organe hauptsächlich einzeln betrachtet. Die neue Denkweise ist eine Anatomie der Kontinuität, in der alles mit allem in Verbindung steht. Und das Bindegewebe ist eben dieses verbindende Organ.

Die faszialen Strukturen im Körper bilden sich je nach Belastung aus. Wenn ihr beispielsweise die Festigkeit der Außenseiten der Oberschenkel mit den Innenseiten vergleicht, werdet ihr wahrscheinlich feststellen, dass die Außenseiten viel härter und fester sind. Das liegt daran, dass wir uns an den Außenseiten viel häufiger stoßen und sie zudem muskulär stärker benutzen. Bei professionellen Reitern sieht das übrigens anders aus, dort ist auch die Innenseite fest.

Wie sind Faszien aufgebaut?

Das Bindegewebe kann man grob in zwei Schichten aufteilen. Die obere Schicht sitzt direkt unterhalb der Haut (*Fascia superficialis*). Sie gibt unserem Körper seine Kontur und Form. Das könnt ihr euch wie einen Neoprenanzug direkt unter der Haut vorstellen. Er hält den ganzen Körper zusammen und steht unter Spannung. Wenn ihr morgens aufsteht und euch reckt und streckt, wenn ihr gähnt und euch dehnt, dann stimuliert ihr diesen »Catbodysuit«.

Die zweite, tiefer liegende Bindegewebsschicht (*Fascia profunda*) organisiert und umhüllt Muskeln und Organe und bildet entsprechend Häute, Wände oder auch feste Zuglinien, wo sie benötigt werden. Sie bildet das Netz, in dem alles im Körper verwoben ist.

Beide Gewebeschichten zusammen bilden aus heutiger Sicht ein einziges Organ. Ihr könnt es spüren, wenn ihr euch gerade hinstellt und Spannung bis in die Fingerspitzen bringt. Damit wird euer Bindegewebe-Anzug aktiviert. Wenn ihr die Finger dabei mal probehalber locker lasst, merkt ihr, dass etwas an Aktivität fehlt, das ihr sonst im ganzen Körper spüren könnt.

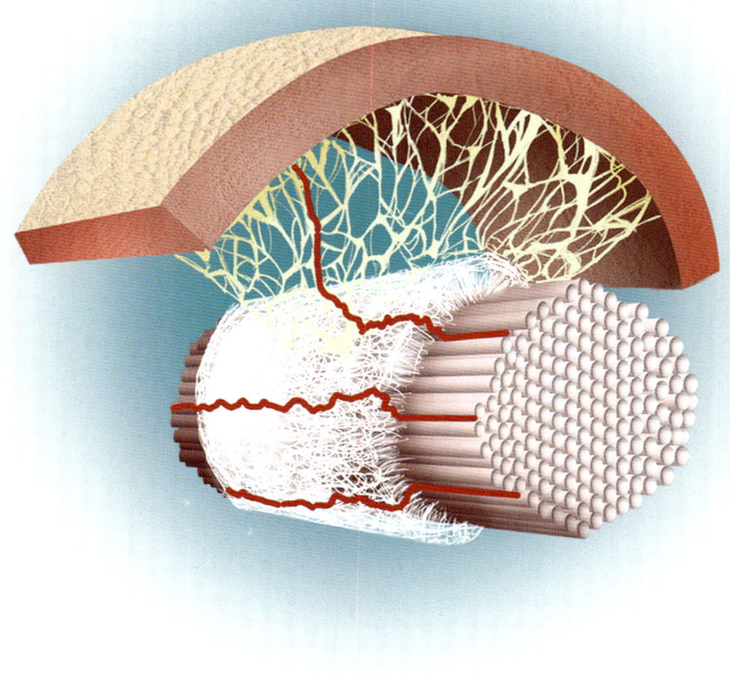

Um eine Vorstellung von der Funktion dieses »Organs« zu bekommen, schaut euch mal eine Orange an. Auch wenn sie geschält ist, fällt sie nicht auseinander, nicht mal die Flüssigkeit läuft aus. Die weiße Schicht bildet, wie im menschlichen Körper, eine Oberflächenfaszie, und die darunter liegenden Bereiche durchziehen die gesamte Frucht und sorgen dafür, dass die Flüssigkeit in ihr bleibt – von der Natur perfekt eingerichtet.

Woraus bestehen Faszien?

Das netzartige Bindegewebe besteht aus den faserigen Verbindungselementen (ähnlich wie Zuckerwatte) und einer flüssigen Grundsubstanz. Die Verbindungselemente bestehen aus Kollagen, einem Eiweißbaustein. Die Grundsubstanz ist eine wässrige bis honigartige Flüssigkeit, die im gesamten Fasernetz fließt. Sie hält unseren gesamten Körper geschmeidig und gesund. Je fließfähiger und dünnflüssiger sie ist, desto gesünder fühlen wir uns. Während unseres Lebens nimmt der Anteil an Grundsubstanz allerdings stetig ab. Liegt der Wasseranteil bei einem Kleinkind noch bei etwa 80 Prozent, reduziert er sich bis ins hohe Alter auf ungefähr 50 Prozent. Stellt euch einen Apfel vor, den man in der Sonne liegen lässt. Er wird durch die Abnahme seines Flüssigkeitsgehaltes immer faltiger.

Der abnehmende Flüssigkeitsanteil spielt eine entscheidende Rolle in der Grundregulation des Körpersystems. Mittels dieser Flüssigkeit werden nämlich beispielsweise hormonelle Informationen durch den Körper geschickt und Stoffwechselrückstände abtransportiert. Man kann die Menge seiner Grundsubstanz im Körper übrigens nicht erhöhen, indem man viel trinkt. Viel zu trinken, hat viele andere positive Eigenschaften, aber diese nicht. Allerdings: Man kann die Menge seiner Grundsubstanz durch gezielte mechanische Stimulation vermehren. Das hilft sogar bei Cellulite, wie ihr noch sehen werdet (Seite 54).

Was hat das mit Yin-Yoga zu tun?

Im Yin-Yoga dehnen wir unseren Körper über Zeiträume von drei bis fünf Minuten. In dieser Zeitspanne wird das Bindegewebe an den entsprechenden Stellen zusammengepresst oder in die Länge gezogen. Die flüssige Grundsubstanz, die diesen Raum ausfüllt, wird währenddessen aus diesem Teil des Fasziennetzes herausgedrückt. So als würdet ihr einen nassen Naturschwamm zusammendrücken. Wenn man die Dehnung wieder löst, fließt die Grundsubstanz zurück dort hinein. So wird das Fasziennetz belebt und gesund erhalten und die Grundsubstanz behält ihre Fließfähigkeit. Yin-Yoga-Übungen beugen also der Verschlackung im Bindegewebe vor und die Vielzahl der körperlichen Systeme kann umso besser funktionieren oder ihre gesunde Funktionsfähigkeit zurückerhalten.

Um euch eine Vorstellung davon zu geben, wie die Faszien im Körper liegen, hier schon mal das Bild der großen Lumbalfaszie. Mehr dazu gibt es im folgenden Kapitel.

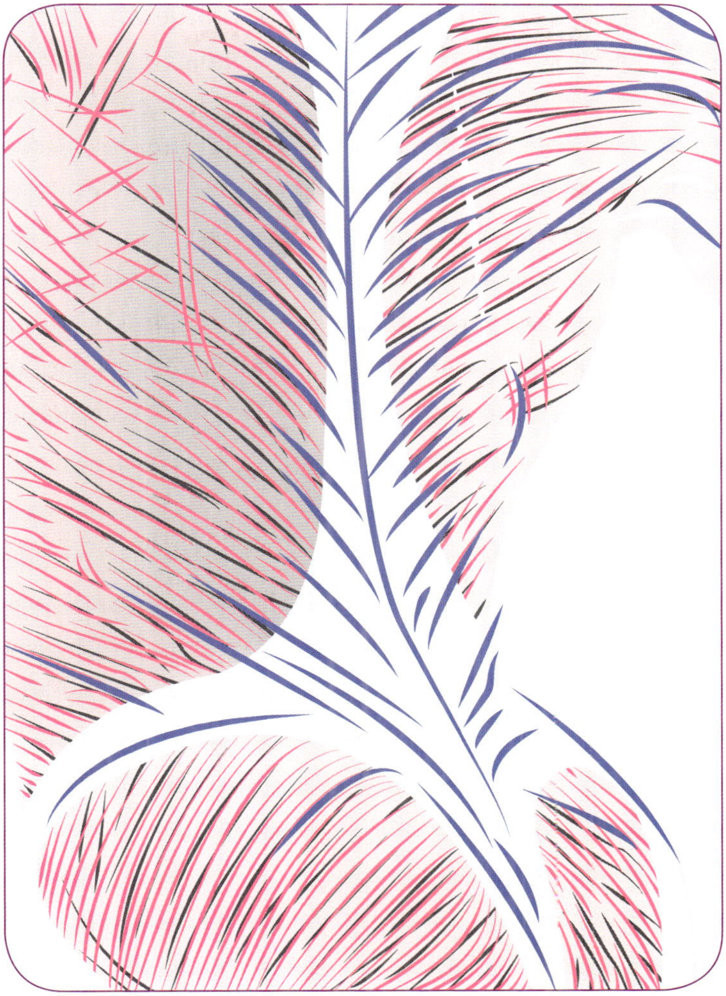

Lumbalfaszie (blau) im Bereich des unteren Rückens

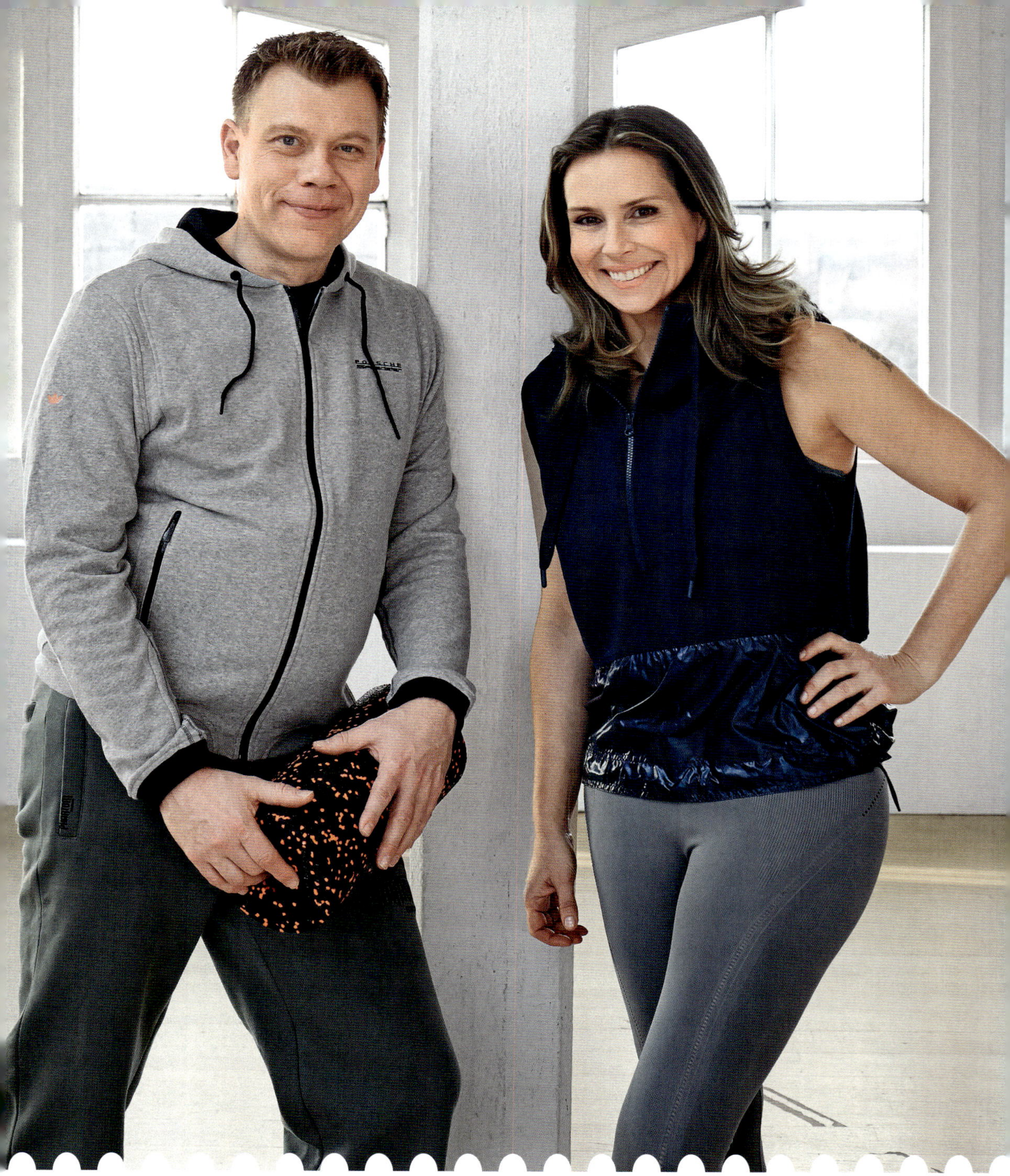

Wirkung

Lasst es euch gut gehen!

Das grundsätzliche Ziel aller Yoga-Praxis ist Heilung. Mit eurer Yin-Yoga-Praxis verbessert ihr auf der körperlichen Ebene euren sicheren Bewegungsradius und die Gesundheit der mechanischen Anteile im Körper. Die Gelenke bleiben gesund, der Faszienkörper bleibt fest und gleichzeitig flexibel und der gesamte Austausch im Körper (fließende Informationen, Flüssigkeiten, Temperatur, elektrische Energie, Prana, Hormone, Nervenimpulse ...) verbessert sich rapide. Auf der geistigen Ebene, die untrennbar damit verbunden ist, findet ihr Achtsamkeit und innere Orientierung. Diese Effekte treten ein, egal in welchem Ausgangszustand ihr euch befindet.

Ein ausgeglichenes Gemüt erlaubt uns, den unweigerlich auftretenden Herausforderungen im Leben aus einer Position der Stabilität entgegenzutreten und sie somit leichter zu meistern. Yin-Yoga ist eine Vorform von Meditation, ihr werdet merken, dass nach einer Viertelstunde Üben eine merkliche Beruhigung eintritt (das Handy dafür aber in einem anderen Raum lassen). Das passiert in einer positiven Art, in der nichts unterdrückt wird, sondern ihr fangt an, euch in der Stille und Ruhe wohlzufühlen.

Die positive Wirkung auf Rückenschmerzen und Burn-out wollen wir im Folgenden etwas genauer beschreiben. Statistisch und auch aus unserer Erfahrung im Austausch mit den (neueren) Schülern sind das extrem häufige Beschwerden. Außerdem soll es um Cellulite gehen, die mit Yin-Yoga und insbesondere den Übungen auf dem Foamroller bestens reduziert werden kann. Das Grundprinzip der vielfältigen Wirkungen des Yin-Yoga aber ist die Entspannung. Ihr kommt mal runter und alle Systeme können aufatmen.

Entspannung auf allen Ebenen

Machen wir ein einfaches Experiment: Stellt euch vor, ihr seid richtig wütend. Ihr habt die Fäuste geballt, die Arme angewinkelt, die Zähne aufeinandergepresst, die Lippen drücken zusammen, die Stirn ist gefurcht. Ihr könntet Bäume ausreißen, wenn es sein muss. Und nun versucht euch den gleichen Gemütszustand vorzustellen, während ihr auf dem Rücken liegt und alle Muskeln im Körper entspannt habt. Und? Es ist nicht möglich, im körperlich entspannten Zustand wütend zu werden.

Dies ist eine einfache Übung, um sich bewusst zu machen, wie eng Körper und Geist bzw. Emotionen verflochten sind. Dabei geht es nicht nur um die großen Muskelgruppen, die wir alle kennen, wie die Beine oder den Nacken. Zusätzlich nehmen wir in einem entspannten Zustand nämlich den Druck aus den subtilen Bereichen, die von uns weitgehend unbemerkt funktionieren. Dazu gehören beispielsweise das Zwerchfell, die Augen, das Herz und unser Schädel. Zweifelsohne sind diese Funktionseinheiten extrem wichtig für unser Leben und unsere Gesundheit. Sind sie entspannt, bleiben sie gesund – gut für uns.

Festhalten führt zu Spannungen

Unser Körper ist wie ein Rekorder, der alles Positive und Negative, was in unserem Leben geschieht, aufnimmt und speichert. Auch unsere Muskulatur tendiert dazu festzuhalten. Wenn wir unter Stress geraten oder lange in berufsbedingten Fehlhaltungen ausharren, dann stellt sich unser Bewegungsapparat auf Dauer darauf ein. Es gelingt uns dann nur schwer, wieder loszulassen. Wir fühlen uns verspannt und sind es tatsächlich auch. Durch Yin-Yoga können diese »Festhalte-Konditionierungen« gelöst werden. Der Körper wird in einen völlig neuen und lockeren inneren (Ent-)Spannungszustand gebracht. Ein entspannter Körper signalisiert wiederum dem vegetativen Nervensystem, das alles in Ordnung ist, und nimmt damit direkten Einfluss auf unser emotionales Wohlbefinden. Wir haben also die Möglichkeit, mit der Stimulation von einzelnen Körperteilen einen positiven Einfluss auf geistige und emotionale Vorgänge in unserem System zu nehmen.

Stress, lass nach!

Ja, der Stress. Jeder kennt ihn, keiner mag ihn richtig. Bis heute gibt es keine allgemeingültige oder anerkannte Definition des Begriffs. Das ist auch gar nicht so wichtig, denn das Individuum, also ihr, weiß wahrscheinlich ganz genau, was es unter Stress setzt und was nicht. In unserem Kontext beschreiben wir den Begriff einfach als »belastenden Einflussfaktor«. Dahinter steht ein Reflex im vegetativen Nervensystem, der unser Überleben in Ausnahmesituationen sichern sollte, indem er uns in einen erhöhten Spannungszustand bringt. Ein Großteil der Reaktionen auf »belastende Einflussfaktoren« erfolgt also unbewusst. Auf Dauer kann Stress aber vielfältige negative Auswirkungen haben wie zum Beispiel:

- Kopfschmerzen
- Konzentrationsstörungen
- Fruchtbarkeitsstörungen
- Angst und Panikattacken
- erhöhten Cholesterinspiegel
- Hautirritationen
- Verdauungsbeschwerden
- Arthritis
- Asthma
- Rückenschmerzen

Frei von Rückenschmerzen

Rückenschmerzen sind zu einem gesamtgesellschaftlichen Kernproblem geworden – leider. In den regelmäßig veröffentlichten Statistiken zu den häufigsten Krankheitsbildern liegen immer wieder Rückenschmerzen und Depressionen auf den vordersten Rängen. Fast alle Menschen machen damit in ihrem Leben, mehr oder weniger häufig, ihre eigenen Erfahrungen.

Dabei sind nur etwa 3 bis 5 Prozent der Rückenbeschwerden tatsächlich auf Schädigungen oder strukturelle Erkrankungen der Wirbelsäule zurückzuführen. Dazu gehören Tumore an der Wirbelsäule, unfallbedingte Brüche und Deformationen oder Entzündungen. Der verbleibende riesige Rest hat muskuläre und fasziale Ursachen. Und mit dem yogischen Wissen, dass Körper und Geist eine Einheit bilden, können wir uns diesem Themenbereich konstruktiv nähern. Verspannungen und Versteifungen können wir mit moderater Bewegung und Stimulation tatsächlich in den Griff bekommen.

Wichtig: Wenn ihr akute Probleme habt, konsultiert unbedingt einen Spezialisten, bevor ihr mit den Yin-Yoga-Programmen beginnt.

Ein Fachmann muss für euch herausfinden, ob ihr zu den drei bis fünf Prozent gehört, bei denen eine medizinische Behandlung nötig ist. Macht euch bei der Diagnose aber bewusst, dass die Schulmedizin hierzulande häufig nach dem Motto handelt: »Ich sehe etwas, und das muss schnellstmöglich operiert werden.« Dahinter steht die Vorstellung, dass etwas, was schmerzt, eine Ursache in genau dem Bereich haben muss. So wird den Patienten häufig erzählt, sie hätten Bandscheibenvorwölbungen, Skoliosen, Hohlkreuze und so weiter. Im Betroffenen manifestiert sich dann der Gedanke, dass »etwas nicht stimmt« oder es ein auslösendes Ereignis gegeben haben muss. So berichten uns unsere Schüler zum Beispiel, dass sie »auf einer schlechten Matratze geschlafen haben« oder sich beim Tragen »verhoben« haben. 80 Prozent aller Rückenschmerzen verschwinden aber in einem Zeitraum von drei Wochen wieder – mit einer konservativen Therapie wie moderatem Muskeltraining und sanfter Stimulation oder sogar gänzlich ohne Behandlung.

Verschwiegen wird auch die Tatsache, dass Menschen mit denselben Diagnosen, wie sie Rückenschmerzpatienten bekommen, schmerzfrei sind und die sogenannten Abnormalitäten im Bau der individuellen Wirbelsäulen ganz normale Variationen im menschlichen Knochenbau sind. Wir haben ja bereits festgestellt, wie groß die individuellen Unterschiede im Körperbau sind. Besonders im Alter sind bei einem überragenden Anteil der Patienten Abnormalitäten auf den Bildern der Kernspintomografen oder der CT zu sehen. Ein bekannter Rückenchirurg, Martin Marianowicz, beschreibt das in seinem sehr lesenswerten Buch »Aufs Kreuz gelegt« sehr plastisch: Auf den Kernspin-Bildern meines Rückens sieht es aus wie auf einem Autofriedhof – und doch bin ich schmerzfrei.

Die Rolle der Psyche

Habt ihr euch schon mal in ein Kleidungsstück verliebt, das ihr bei jemand anderem gesehen habt? Und anschließend wart ihr wie wild auf der Suche danach? Wenn das passiert, stellen sich in eurem Geist und eurem Wahrnehmungssystem bestimmte Filter ein. Plötzlich seht ihr viel häufiger ähnliche Kleidungsstücke bei anderen Menschen, im Internet und in Geschäften. Es kommt euch so vor, als hätten auf einmal ganz viele Leute dieses bestimmte Teil. Tatsache ist aber, dass sich lediglich eure Wahrnehmung verändert hat. Das Kleidungsstück gab es vorher wahrscheinlich schon ähnlich häufig, es ist lediglich aus der riesigen Masse an Sinneseindrücken, denen ihr täglich ausgesetzt seid, herausgefiltert worden.

So stellen wir mit unserem Geist bestimmte Frequenzen ein, auf denen wir empfangen können. Das funktioniert in alle Richtungen und ist ein ganz natürlicher Vorgang. Wir müssen aus der unglaublichen Fülle von Sinneseindrücken die für uns wichtigen aussortieren. Ein natürlicher Vorgang, der uns gesund erhält. Wir selbst sind diejenigen, die die Filter einstellen, auch wenn es meist unbewusst geschieht.

Wenn ihr also mit Rückenschmerzen zum Arzt geht und eine Aussage wie »Sie haben die Wirbelsäule einer 85-Jährigen« oder »chronisch instabil, das war eine Frage der Zeit« bekommt, dann beginnt sich euer System darauf einzustellen. Jede noch so kleine Wahrnehmung wird mit der vermeintlich schadhaften Wirbelsäule in Verbindung gebracht. Wie beim Kleidungsstück stellt ihr jetzt eure Filter darauf ein. Das ist auch ganz natürlich, schließlich wollt ihr euch ja schützen und gesund erhalten. Meistens aber führt diese Ausrichtung dann zu einem Vermeidungsverhalten. Ihr traut euch nicht mehr, bestimmte Sportarten auszuführen, euer Kind vom Boden aufzuheben und so weiter. Letztes Mal, als ihr das und das gemacht habt, ist der Schmerz unerträglich gewesen, und der Arzt hat es ja ebenfalls gesagt …
Also lasst ihr es lieber gleich.

Dekonditionierung heißt der Schlüsselbegriff, um aus dem Teufelskreis von Vermeidung und Schonhaltung wieder auszubrechen.

Es entsteht eine Einschränkung der Lebensqualität. Und es entsteht, durch die ständige Aufmerksamkeit für den Rücken, eine Anspannung in der Muskulatur. So kommt es dann, dass ihr immer sensibler werdet. Irgendwann bewegt ihr euch gar nicht mehr oder zieht sogar eine unnötige Operation in Betracht. Diese Geschichten haben wir, in mehr oder weniger abgewandelter Form, schon sehr häufig von unseren Schülern gehört.

Um aus diesem Kreislauf herauszukommen, bedarf es einer »De-Konditionierung«. Damit können wir aktiv unser gelerntes, in diesem Fall negatives und einschränkendes Verhalten wieder ablegen. Unsere Trainingsprogramme hier im Buch helfen euch dabei, mit der wachen Aufmerksamkeit in euren Körper zurückzukommen und eure Heilung selbst in die Hand zu nehmen. Und wenn ihr gar nicht unter Rückenschmerzen leidet, wirken die Angebote natürlich präventiv und gesundheitserhaltend.

Embodiment

Yoga und auch die asiatischen Kampfkünste erzeugen dieses angenehm entspannte Gefühl, im eigenen Körper zu Hause zu sein. In der Sportwissenschaft wird das Embodiment genannt. Durch die Bewegungen werden die dafür nötigen positiven Signale an unseren Geist gesandt. Es geht auch im Yin-Yoga darum, sich wohlzufühlen und möglichst viele positive Sinneseindrücke zu integrieren. Unsere Übungsprogramme sind genau darauf ausgerichtet.

Die Rolle der Faszien bei Rückenschmerzen

Das relativ junge Forschungsgebiet rund um unsere Faszien hat in der neueren Zeit faszinierende Ergebnisse und Ansätze zur Behandlung und Vorbeugung von Rückenschmerzen hervorgebracht. In den Faszienstrukturen, das beispielsweise weiß man jetzt, befinden sich bis zu sechsmal mehr Schmerzrezeptoren als in den Muskeln. In klassischen Betrachtungsweisen der Schmerzwahrnehmung wurden dafür ausschließlich Muskel- und

Gelenkrezeptoren verantwortlich gemacht. Heute ist klar, dass das Fasziennetz als ein Sinnesorgan, quasi unser sechster Sinn, verstanden werden kann. Es ist verantwortlich für unsere Körperwahrnehmung. Mit ihr erleben wir entweder ein Wohlgefühl oder Schmerzen. Nach neuesten Erkenntnissen können in diesem System nicht gleichzeitig Spannungs- und Wohlfühlsignale an das Gehirn gesendet werden. Es sind konkurrierende Reize, und je mehr positive Wahrnehmungen man hat, desto schwieriger wird eine Schmerzwahrnehmung. Ein funktionelles Training, wie wir es hier vorstellen, hat also in jedem Fall einen vorbeugenden Effekt gegen Schmerzen.

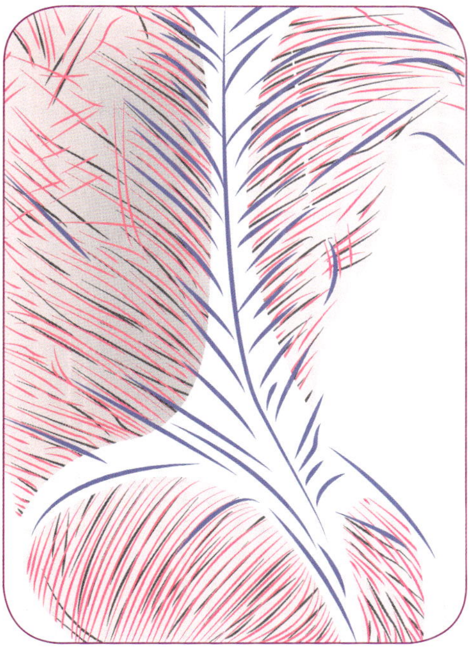

Die Lumbalfaszie

Beim Übergang von der unteren Wirbelsäule zum Becken befindet sich das Iliosakralgelenk. Es verbindet die beiden Beckenschaufeln mit dem unteren Ende der Wirbelsäule, dem Kreuzbein. Hier ist der Körper besonders starken Zugkräften ausgesetzt, denn fast alle Rückenstreckermuskeln setzen an diesem Punkt an. Umhüllt wird dieses Areal von sehr kräftigen Faszien, insbesondere der großen Lumbalfaszie (siehe Seite 38). Der größte Anteil an Rückenschmerzen entsteht in diesem unteren Bereich des Rückens, der Lendenwirbelsäule. Die Durchblutung und damit die Gesunderhaltung und Vitalisierung dieser Faszie geht ab einem Alter von spätestens 35 Jahren kontinuierlich zurück. Das Areal wird also immer steifer und anfälliger für Verletzungen. Bewegungsarmut oder Überehrgeiz tun ein Übriges. Deswegen ist eine Stimulation dieses Bereiches ganz wichtig. Mit unseren Übungen regt ihr diese Strukturen im Körper an und haltet sie gesund und geschmeidig. Die Übungsprogramme sind zur Vorbeugung von Schmerzen ebenso wie zur Unterstützung der Regeneration das Beste, was ihr tun könnt.

Wie bereits beschrieben sind Schädigungen der Wirbelsäule als Auslöser für die Schmerzen sehr selten. Verklebungen und Risse in der großen Rückenfaszie gelten heute hingegen als eine häufige Ursache für Rückenschmerzen unterschiedlicher Intensität. Diese Verklebungen oder auch Verhärtungen entstehen durch Passivität und durch monotone Haltungen ohne ausreichende Abwechslung. Beide Auslöser kommen in unserem heutigen Alltagsleben häufig vor, meistens arbeitsbedingt. Wie viele von uns sitzen die meiste Zeit über? Verletzungen und Risse hingegen entstehen beim Sport oder bei ruckartigen Bewegungen im Alltag. Meistens sind wir uns der Situation gar nicht bewusst, denn die Mikroverletzung entsteht nicht immer dort, wo die Belastung auftritt.

Die Faszienketten

Unser Fasziennetz ist ein System, das ständig unter Zug und Spannung steht. Lange Faszienketten durchziehen dabei unseren gesamten Körper – das ist der Catbodysuite, der euch von Kopf bis Fuß einhüllt. Diese sogenannten myofaszialen Zuglinien müssen daher elastisch und flexibel sein, wenn wir beschwerdefrei sein wollen. Yin-Yoga-Übungen und auch die Selbstmassagen auf dem Foamroller ermöglichen es, diese langen Züge nicht nur zu erreichen, sondern sie zudem zu trainieren.

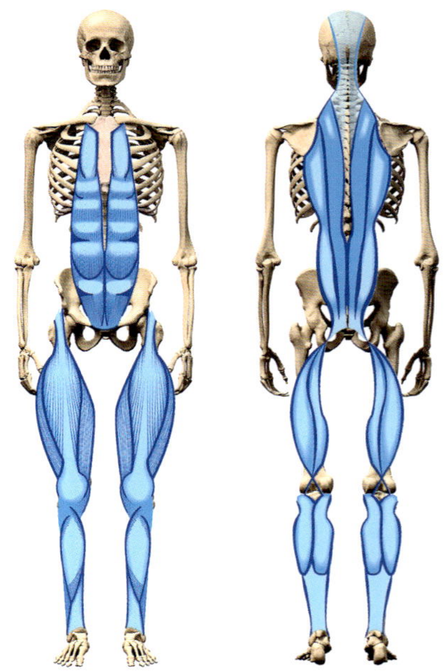

Frontlinie Rückenlinie

Eine gesunde Faszienstruktur hilft nicht nur bei der Vermeidung und Vorbeugung von Rückenschmerzen und anderen Verletzungen, sondern auch bei dynamischen Bewegungen. Die Forschung hat mittlerweile herausgefunden, dass das alte Bild vom Muskel als einzigem Bewegungsverantwortlichem im Körper um das Bindegewebe erweitert werden muss. Es hat nämlich die Eigenschaft, Bewegungsenergie zu speichern und wieder abzugeben. Um das zu verstehen, stellt euch einen Speerwerfer im Augenblick vor dem Abwurf vor. Er ist in diesem Moment von der vorderen Fußspitze bis hinauf zum Wurfarm in einer sogenannten Vorspannung. Er hat das fasziale Netz wie ein Bungeeseil auseinandergezogen und auf Zug gebracht. Im Moment des Abwurfs entspannt sich dieses Gewebe wieder und der ganze Oberkörper wird nach vorn gezogen. Erst ganz am Ende des Wurfes kommt die eigentliche muskuläre Arbeit des Armes dazu und der Speer verlässt die Wurfhand.

Dieses Prinzip der vorbereitenden Gegenbewegung nutzen wir in unserem Leben völlig automatisch. Und es funktioniert umso effektiver, je gesünder das fasziale Gewebe ist. Viele Leistungssportler haben diesen Zusammenhang erkannt und trainieren mit dem faszialen Yin-Yoga ihren Körper. Es verbessert also nicht nur die Regenerationsfähigkeit, sondern auch die sportlichen Leistungen.

Raus aus Stress und Burn-out

Welche Symptome auftreten können, wenn man dauerhaft unter einem zu hohen Stresslevel steht, hatten wir bereits aufgezählt. Und ein ganz wesentliches fehlte dabei noch: das Burn-out-Syndrom, das zu einer regelrechten Massenerscheinung geworden ist. Der Auslöser dabei muss nicht immer vom Arbeitsplatz kommen. Auch schwierige familiäre oder belastende soziale Situationen zählen zu den Ursachen. Einfach gesagt: Man muss nicht im Krieg gewesen sein, um Stresssymptome auszubilden, sie sind mittlerweile ein gesamtgesellschaftliches Problem.

Entwicklungsgeschichtlich ist Stress eng mit dem Kampf-oder-Flucht-Reflex verknüpft. Er tritt in Aktion, wenn wir einer Situation gegenüberstehen, für die wir kein adäquates Handlungs- oder Lösungsmuster haben. Das können lebensbedrohliche Situationen sein oder eigene Gefühle und manchmal auch nur eine negative Erwartung ohne realen Hintergrund. Wenn der Körper und unser Nervensystem in diesen Modus schalten, spannen sich unsere Muskeln an und Adrenalin wird ausgeschüttet. Wir werden aufmerksamer und unsere gesamte Grundspannung erhöht sich. Das ist ein wunderbarer Reflex, um kurzzeitige Gefahrensituationen zu überstehen, um zu kämpfen oder zu fliehen. Diese Reaktion schaltet sich aber leider auch in Situationen an, die dafür gar nicht geeignet sind. Dazu gehören Auseinandersetzungen mit dem Chef, eine wichtige Unterschrift auf dem Kaufvertrag für ein Haus oder einem Ehevertrag oder wenn man im Fernsehen sieht, dass jemand ungerecht behandelt wird. Das heißt, dass selbst normale Situationen aus unserem alltäglichen Leben unterschiedlich intensive Stressreaktionen hervorrufen können, auf die wir automatisch reagieren. Das erfolgt meist unbewusst. Und da wir nicht adäquat handeln können, bleibt der Stress in uns hängen.

Die gute Nachricht ist: Wir können uns aus diesem Kreislauf befreien. Unser Geist und unser Körper besitzen zusammen eine hohe Selbstwirksamkeit. Der Glaube an eine bestimmte Situation oder auch an eine Krankheit oder ihre Heilung kann Berge versetzen. So wie der berühmte Placebo-Effekt immer wieder für die unglaublichsten Heilungen sorgt. Unser Gehirn lässt sich trainieren und konditionieren. Auf einen bestimmten Reiz (beispielsweise ein Yin-Yoga-Asana) erfolgt eine bestimmte Reaktion (Muskelentspannung und Wohlgefühl). Auf der tiefer gehenden Ebene erfolgt ein Lerneffekt in bestimmten Hirnarealen. Später, und das ist das eigentlich Faszinierende, kann allein der Gedanke an die Handlung (das Yin-Yoga-Asana) den gelernten Effekt (Entspannung) auslösen. Wenn wir also mit einer regelmäßigen Praxis diese Verbindung von Körperarbeit und Gehirn trainieren, stärken wir unsere Heilungskraft ganz entscheidend.

Hinzu kommt die Macht der Vorstellung. In einem Experiment (vorgestellt im ZDF in »Abenteuer Forschung« am 5. Juni 2012) wurde dazu die Schmerztoleranz von Versuchspersonen mithilfe von Stromschlägen gemessen. Dabei wurden Tabletten verabreicht, die gar keinen Wirkstoff enthielten. Die erste Tablette sollte das Schmerzempfinden herabsetzen – und tatsächlich wurden die Stromstöße von Stärke 7 (von 10) danach von den Probanden als erträglich eingestuft. Danach wurde eine Pille mit der gegenteiligen Wirkung verabreicht. Auch sie enthielt keinerlei Wirkstoff. Im Test empfanden die Teilnehmer danach bereits Stromstöße der Stufe 3 als kaum auszuhalten.

Man sieht also, dass die bloße Vorstellungskraft unseres Geistes ein gewaltiges Potenzial besitzt. Dieser Zusammenhang wirkt übrigens nicht nur bei besonders einfach zu beeinflussenden Personen, sondern bei jedem. Aus yogischer Sicht kann man diese Zusammenhänge als Prana-Lenkung interpretieren: Unsere Lebensenergie folgt unserer Aufmerksamkeit. Bei den Grundlagen ab Seite 57 werden wir darauf zurückkommen. Hier halten wir aber erst einmal fest: Eine regelmäßige Praxis des Yin-Yoga ist eine wertvolle Begleitung heraus aus dem Burn-out und eine große Hilfe, gar nicht erst in diese Falle hineinzugeraten.

Adé, Cellulite

Cellulite ist im Wesentlichen ein Problem, das Frauen betrifft. Es ist keine Krankheit oder gar gefährlich, es ist ein ästhetisches Problem. Bei den betroffenen Frauen stellt sich häufig das Gefühl ein, unattraktiv zu sein. Das eigene Selbstbild leidet. Psychologisch ist es ein interessantes Phänomen, denn die meisten Männer interessieren sich überhaupt nicht dafür, ob ihre Frauen nun Dellen im Oberschenkel haben oder nicht. Es ist wie beim Glatzen-Phänomen bei den Männern: Sie tun die verrücktesten Dinge, nur um ihren Haarausfall zu vermindern oder zu stoppen. Dabei finden die meisten Frauen nichts Unattraktives an einem kahlen Kopf, solange der Rest stimmt.

Die gute Nachricht für alle Frauen ist in jedem Fall: Ihr könnt aufhören, sündhaft teure Cremes oder Geräte mit dubiosen Wirkungsversprechen zu kaufen (Stichwort: »Sensation! Neu entdecktes Pflanzenextrakt der Soundso-Indianer aus dem Amazonas-Regenwald hilft gegen Cellulite!«). Die Lösung findet ihr hier.

Was ist Cellulite genau?

Cellulite ist eine Mischung aus vielen Faktoren. Unterhalb der Haut lagern Frauen ihre Fettdepots für schlechte Zeiten an. Als Erstes wachsen diese Vorratslager an Hüften, Gesäß und Oberschenkeln (Männerkörper erledigen das eher im Bauchraum). Wenn nun das Bindegewebe an diesen Stellen schwach ist, haben die aufgeblähten Fettzellen die Tendenz, sich unter der Haut zu zeigen. Dadurch entstehen die gefürchteten Hubbel-Landschaften. Cellulite betrifft nicht nur übergewichtige Frauen, sondern auch die schlanken. Es ist also eine Bindegewebsschwäche im weitesten Sinne.

Wie hilft fasziales Yin-Yoga gegen Cellulite?

Yin-Yoga stimuliert das Bindegewebe und sorgt für eine Verstärkung in den jeweils angesteuerten Bereichen. Stellt euch eure Faszien wie eine Stadt vor. In ihr gibt es Häuser (Zellen) und Transportwege (Flüssigkeit). Dazu eine »Müllabfuhr«. Diese Zellen wandern in der Grundsubstanz umher und bauen alte Verbindungsstrukturen ab und neue auf. Sie heißen Fibroblasten. Je mehr Stimulation sie bekommen, desto intensiver arbeiten sie und desto fester und widerstandsfähiger wird das Bindegewebe. Gleichzeitig verschwindet die dellenartige Struktur der Haut.

Im Übungsteil benutzt ihr noch ein weiteres Hilfsmittel zur Straffung des Bindegewebes, den Schaumstoffroller. Die Wirkung ist ähnlich wie bei einer Massage, es erfolgt eine mechanische Reizung des Bindegewebes. Flächengenau könnt ihr den Flüssigkeitstransport im Bindegewebe anregen und die honigartige Grundsubstanz wieder dünnflüssiger und fließfähiger machen. Die Yin-Yoga-Haltungen unterstützen diese Stimulation, denn sie arbeiten mit langkettigen Zugkräften. Das hilft, Cellulite zu lindern.

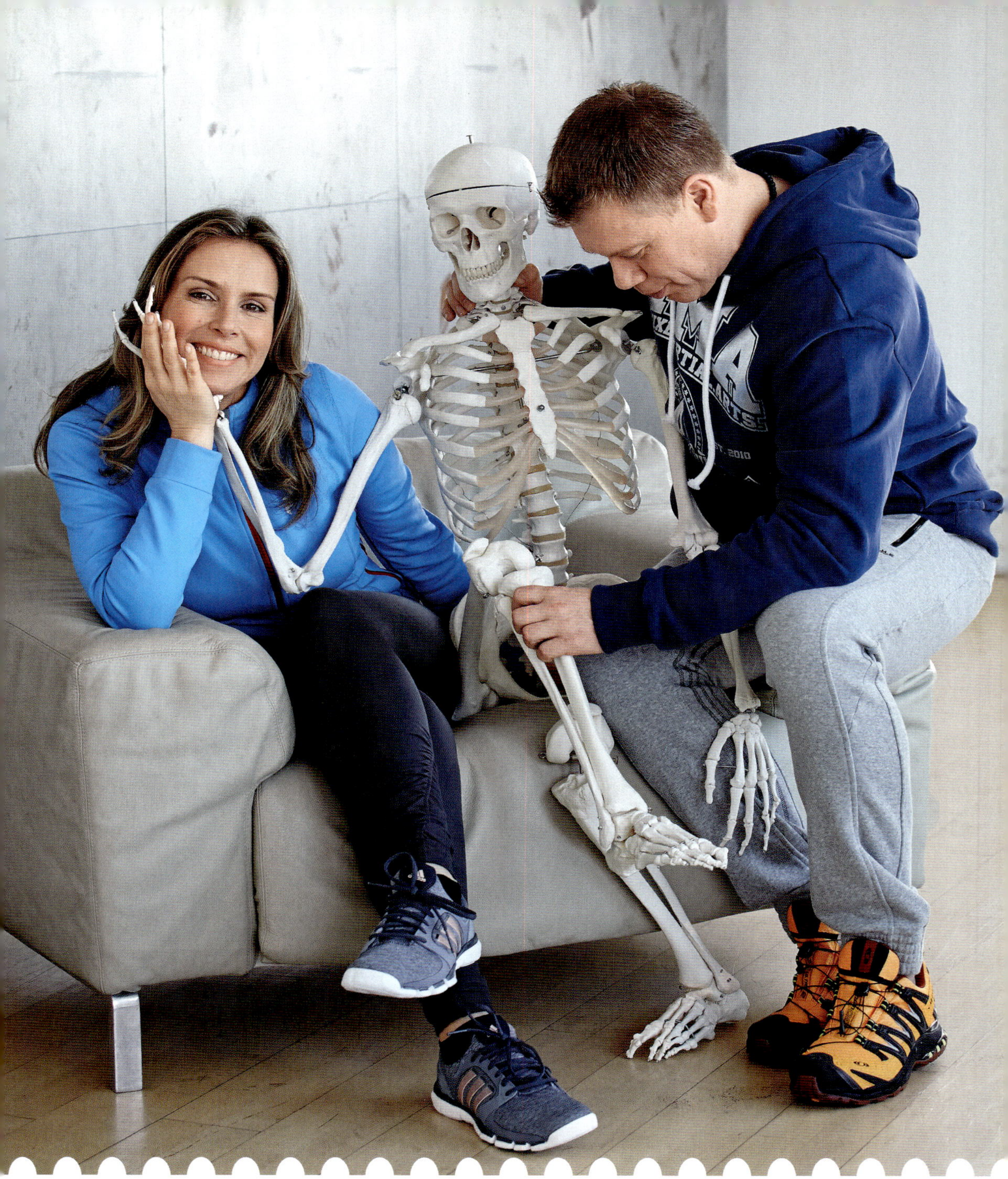

Grundlagen

Das Entscheidende: der Geist

Das Wichtigste an der Yoga-Praxis ist: tatsächlich zu praktizieren, statt sich immer wieder darum herumzumogeln und es auf morgen zu verschieben. Unser Geist spielt dabei eine entscheidende Rolle. Seine Widerstände zeigt er in vielen verschiedenen Formen: in Ausreden, Vergesslichkeit und sogar mit Krankheiten. Durch positive Entschlossenheit können wir diese Widerstände überwinden.

Jeder bringt seine Ideen und Einstellungen mit zum Yoga. Ob wir nun aus Angst vor dem Altern praktizieren oder unbedingt die Erleuchtung suchen – und das Ganze bitte in einem halben Jahr. Wir alle haben solche Motive in uns, das ist vollkommen normal. Wir müssen bloß darauf achten, dass diese Motive nicht die Steuerung über unsere Praxis übernehmen.

Disziplin – eine simple Sache

Disziplin ist relativ leicht zu erklären: Macht morgens tatsächlich das, was ihr euch am Abend vorher vorgenommen habt. Steht zu der Zeit auf, die ihr euch vorgenommen habt, und widmet euch eurer Intention. Das kann die Yoga-Praxis sein, eine Meditation, oder ihr wollt ein Buch schreiben, euch gesundes Essen zubereiten oder was auch immer.

Setzt euch am besten kleine Ziele, die ihr wirklich erreichen könnt. Das motiviert und ihr bleibt langfristig dran, mit immer neuen Zielen. Über die Zeit wird sich die Einheit von Körper und Geist verstärken und euch helfen, auf eurem Weg weiter voranzuschreiten. Ihr werdet mehr vom Leben haben und es bewusster genießen und gestalten können.

Wo habt ihr euren Kopf?

Bei den meisten Menschen ist der Geist immer an einem anderen Platz als der Körper. In unseren Yoga-Studios sehen wir das bei der Mehrzahl der Schüler, besonders am Anfang ihrer Yoga-Karriere. Die Leute kommen von der Arbeit direkt ins Studio und sind mit ihren Gedanken noch am Schreibtisch, auch während der ersten Minuten der Praxis. Später sind sie im Kopf bereits bei ihrem Abendessen, und wenn sie dann tatsächlich nach der Stunde beim Abendbrot sitzen, denken sie an die Yoga-Klasse.

Geist und Körper am gleichen Platz – schon ist Ruhe.

Erst mit zunehmender Praxis wird diese Dysharmonie langsam aufgehoben. Das ermöglicht uns, unser eigenes Selbst besser zu verstehen und unser Leben auch tatsächlich zu gestalten. Wir werden immer mehr zum Architekten unserer Lebensumstände, weil wir mehr eigene Perspektive und Klarheit entwickeln. Der Blick für unsere wahren Bedürfnisse wird schärfer.

Dabei brauchen wir die Dinge nicht zu überintellektualisieren. Was funktioniert, ist schon in Ordnung. Das Leben ist schließlich ein dynamischer Prozess. Da ist es auch normal, dass einem Dinge, die einem mit 20 unheimlich wichtig und klar waren, mit 50 vielleicht lächerlich erscheinen mögen. Ich selbst (Dirk) erinnere mich gut an mein 20. Lebensjahr, ich hatte Abitur, einen Führerschein und war Soldat in einer Elitetruppe. Ich habe zu dieser Zeit ernsthaft gedacht: »Was soll denn jetzt noch kommen? Ich hab doch alle wichtigen Meilensteine schon geschafft.« Na ja, ich habe mich dann von einigen Situationen im Leben belehren lassen dürfen, dass es da doch noch ein bisschen mehr gibt.

Klare Absichten setzen

Jeder Athlet, der hohe Leistungsgrade erreicht, schafft das nur mit wirklicher Disziplin. Seine Absicht ist das Trainingsziel oder der Gewinn des Wettkampfes. Genauso müsst ihr eine Absicht festlegen, wenn ihr etwas erreichen wollt. Auch die Überwindung von schlechten Angewohnheiten und die Ausbildung von nützlichen Eigenschaften erfolgt durch Disziplin.

Und die Realität der meisten? Sie hören sehr schnell wieder auf, gute Dinge in ihrem Leben zu tun. Wenn sie nach acht Tagen Joggen noch nicht zehn Kilo abgenommen haben, lassen sie es sein. Und wenn sie abgenommen haben, weil sie keine Süßigkeiten mehr essen, fangen sie danach wieder langsam und schleichend damit an. Die alten Gewohnheiten übernehmen immer neu die Oberhoheit im Leben. Das ist auch der Grund, warum Lottogewinner sehr häufig ihr gesamtes Vermögen wieder verlieren. Wer als armer Schlucker schon nicht mit Geld umgehen konnte, wird es als Millionär auch nicht können. Es sei denn, er ändert seine Gewohnheiten, die mit Geld zu tun haben (mit Disziplin), und stellt sich eine Aufgabe (Intention, Absicht).

Um die Einheit von Körper und Geist voranzubringen, sind zwei Dinge wichtig: Absicht und Disziplin.

Zähmt euren Drachen

Der Drachen ist in China ein Glückssymbol. Er steht dafür, die dunklen Seiten der Persönlichkeit »besiegt« und integriert zu haben, und symbolisiert den Weg der Praxis der Vervollkommnung. So passt er bestens zum Yoga. Im Moment erfährt unsere Gesellschaft einen Umbruch, wir bewegen uns von der reinen Fitness-Mentalität, in der wir uns nur auf Muskelmasse und Fettabbau konzentriert haben, zu einem ganzheitlichen Bild von uns. Wir verstehen immer besser, dass die Integration von allen Lebensfeldern (Familie, Arbeit, Ernährung, Liebesleben, Gesundheit …) in ein wie auch immer geartetes Training miteinbezogen werden muss. Um eine Balance in diesen verschiedenen Aspekten herzustellen, hilft insbesondere eine regelmäßige Yoga-Praxis. Damit seid ihr also ganz und gar am Puls der Zeit. Ihr müsst es nur tun. Nehmt euch vor, zu bestimmten Zeiten zu praktizieren, und tut es dann auch. Die Praxis könnt ihr überall durchführen, auch in einem Hotelzimmer. Alles, was ihr dafür braucht, ist eine weiche Unterlage und eine Uhr.

Die Yin-Yoga-Praxis wirkt dann von allein. Sie hat eine eigene Kraft, die weit über die physiologischen und mechanischen Aspekte hinausgeht. Durch Regelmäßigkeit in euren Übungszyklen bringt ihr euch selbst bei, die Dinge in eurem Leben in die Hand nehmen und verändern zu können. Diese »Selbstwirksamkeit« ist das größte Geschenk, das ihr euch selbst machen könnt. Es wird euch zu größerer Freiheit und Freude in all den großen Lebensfeldern führen. Zähmt also euren Drachen und reitet ihn.

Von Schwarzen Rittern, Pandabären & Nelson Mandela

Um unbeschwert (schönes Wort!) durch sein Leben zu gehen, ist es nötig, sich von allen »Beschwerungen« zu befreien. In der Regel finden wir diese Hemmnisse in Form von Glaubenssätzen in unserem eigenen Kopf. Das sind Beschränkungen wie »Ich bin eben ... nicht lustig, unzuverlässig, ungeschickt, ich kann nicht spontan sein.« Was auch immer es ist. Meistens besteht gar keine konkrete Veranlassung, das zu glauben, die eigentliche Verankerung dieser inneren Überzeugung liegt oft Jahre oder Jahrzehnte zurück. Trotzdem fällt es uns schwer, diese Begrenzungen abzuschütteln.

Die Art und Weise, wie ihr euch auf der Yoga-Matte verhaltet, spiegelt in der Regel eins zu eins wider, wie ihr euch auch abseits der Matte verhaltet. Euer Übermut, eure Ängstlichkeit, euer Leistungsdenken und so weiter, all das findet auf der Matte erneut statt.

Wir teilen unsere Schüler in zwei Grundtypen ein:

- Schwarze Ritter: Diese Schüler, Männer wie Frauen, neigen dazu, sich weit über das erträgliche Maß hinaus zu belasten. Wenn wir sie in einer Haltung ansehen, haben sie einen hochroten Kopf und atmen kaum. Wenn wir sie dann fragen, ob alles in Ordnung ist, kommt meist nur ein gepresstes »geht schon.«
- Pandabären: Sobald wir erklärt haben, wie die Haltung eingenommen wird, und ohne dass sie sich überhaupt schon bewegt haben, sagen die Pandabären »Uhh, boah, aua« und sehen sich hilfesuchend um. Jede Wahrnehmung wird auf die Goldwaage gelegt, und konstant wird daran gezweifelt, ob sie denn nun alles »richtig« machen und ob ihnen nicht doch eine fürchterliche Katastrophe droht.

Erkennt ihr euch wieder? Fast alle Menschen finden sich irgendwo zwischen diesen beiden Extremen wieder. Und das ist prima, denn wenn man weiß, wo man steht, kann man anfangen, sich zu ändern.

Wenn ihr in der Yoga-Praxis eure Widerstände und eure alten Muster überwinden könnt, gelingt es höchstwahrscheinlich auch im wirklichen Leben. Wenn ihr ein ungeduldiger Typ seid und für fünf Minuten in einer Haltung verweilt, werdet ihr in dieser Zeit viele Gefühlsfacetten erfahren. Ihr lernt aber auch in einer gefahrlosen und gleichzeitig herausfordernden Situation, die Nerven zu behalten und gleichmütig zu sein. So verändert sich euer gesamter Gemütszustand lediglich durch die Manipulation von Körperteilen.

Yoga findet immer statt, egal ob wir auf der Matte üben oder unser Leben leben. Überall ist Yoga präsent. Deswegen ist es so mächtig, denn es wirkt positiv in allen unseren Lebensfeldern und geht damit weit über eine physische Übungspraxis wie Stretching oder Gymnastik hinaus. Immer mehr Menschen ahnen, dass sie mit Techniken wie diesen ihr Leben vervollkommnen und den mediengesteuerten Stumpfsinn verlassen können.

Häufig werden wir von Schülern gefragt, ob sie denn ab jetzt, wo sie Yogis sind, auf ihr Glas Wein und ihr Steak verzichten müssen. Nein, müssen sie natürlich nicht. Yoga ist ja keine Religion. Den neuen Schülern wird es wahrscheinlich wie allen anderen auch gehen: Sie werden merken, dass ihr Geist von mächtigen Angewohnheiten beherrscht wird. Ein Steak ist etwas für den »ganzen Kerl«, ein Glas Wein und eine Zigarette der verdiente Abschluss für den Tag. Tatsächlich vergiften wir uns damit eher, aber dessen sind wir uns nicht bewusst. Die Frage, die dahintersteht, ist also eigentlich immer: »Muss ich mich etwa ändern? Muss ich mich vielleicht von lieb gewordenen Angewohnheiten trennen? Muss ich etwa meine Komfortzone verlassen?«

Diese Fragen können wir uneingeschränkt mit Ja beantworten. Und wir fügen an dieses Ja zur Veränderung im Leben gleich an: Seid froh darüber, denn (nur) so geht es positiv voran. Eure Zukunft mit Yoga führt in eine

Richtung, in der immer mehr scheinbare Gegensätzlichkeiten vereinbart werden. Ihr kommt zu einem größeren Ganzen. Außerhalb der Komfortzone. In viel aufregenderen Gefilden.

So wie es Nelson Mandela mit Überzeugung, Beharrlichkeit und Willenskraft gelungen ist, aus dem Gefängnis freizukommen, so kann es euch gelingen, die selbsterrichteten Mauern in eurem Kopf einzureißen. Ihr könnt mit der Yin-Yoga-Praxis ganz neue Facetten eures Lebens entfalten. »Ach, hätte ich doch mal dieses oder jenes probiert …« Für euch gilt das nicht mehr. Ihr müsst euch nur entscheiden.

Saddhu oder Promi Shopping Queen?

Die Frage, wer ihr selbst seid – oder sein wollt – gehört unmittelbar zu einem Yoga-Weg. In der heutigen Zeit sind Menschen vor allem auf Ansammeln konditioniert. Das gilt insbesondere für die materiellen Dinge. In unserer Gesellschaft glauben wir, mit physischem Besitz Wohlbefinden erzeugen zu können. Deswegen gilt »Shopping« mittlerweile als Hobby und dient nicht mehr nur der Befriedigung von Grundbedürfnissen. Je mehr Dinge wir zusammensammeln, von denen wir uns eine positive Wirkung versprechen, desto mehr haften wir an ihnen. Dazu gehören Häuser, Autos, Kleidung und so weiter. Unser Denken und Handeln kreist dann aber immer mehr um die Frage, wie wir diesen Besitz erhalten, verwalten, ausbauen und so fort. Unsere Kapazitäten werden von diesen Fragen vereinnahmt. Es fällt uns immer schwerer, noch zwanglos und unvoreingenommen zu denken und zu handeln.

Genauso verhält es sich auch mit Vorstellungen und den eigenen Angewohnheiten. Auch diese sammelt man im Laufe der Lebensjahre an. Man hört immer denselben Sender im Autoradio, kauft morgens immer dieselben

Brötchen und fährt immer an den gleichen Ort in den Urlaub. Mit den Einstellungen und Glaubenssätzen in unserem Leben verhält es sich ähnlich. Je älter wir werden, desto genauer wissen wir, was wir vermeintlich können, wie wir sind und vor allem, was »man nicht macht« und was nicht geht. Damit errichten wir ein Zwangskorsett für unsere Gedanken. Und damit natürlich auch für unser Leben.

Unser Geist ist aber von Natur aus frei, alles zu denken, was denkbar ist. Alles in unserem Leben beginnt mit Gedanken. Wir benutzen den Geist meistens nur an der Oberfläche, denn 90 bis 95 Prozent der ungefähr 60 000 Gedanken/Tag in unserem Kopf sind flüchtig und jeden Tag identisch. Um wieder Freiheit in das Denken und damit in das eigene Leben zurückkehren zu lassen, ist eine Praxis wie Yin-Yoga extrem hilfreich. Auf der körperlichen Ebene löst sie die Blockaden, die sich durch den eigenen geistigen Zustand aufgebaut haben.

In Indien gibt es die Saddhus, das sind »heilige Männer«. Sie haben sich der spirituellen Suche verschrieben und führen ein meist streng asketisches Leben. Einige von ihnen haben sich von allem Materiellen losgesagt. Sie leben ohne einen Wohnsitz, ohne Besitz und meist völlig nackt. Sie sind dabei sehr hoch angesehen in der indischen Gesellschaft und ernähren sich von Spenden und Gaben aus der Bevölkerung. Dieser Lebensweg ist aus unserer westlichen Perspektive bizarr und kaum nachzuvollziehen. Aber er kann uns inspirieren, ein wenig in unserem materiellen und anhaftenden Denken lockerzulassen. Als Yogis strebt ihr nach dem gesunden Mittelweg und der Balance, die es täglich neu zu finden gilt.

Die Details der Praxis

Es ist so weit, wir beginnen mit unserer Übungspraxis. Um diese sicher und bestmöglich auszuführen, lest hier bitte ganz genau. Yin-Yoga kann ohne Aufwärmen begonnen werden, da wir ohne dynamische Bewegungsmomente in die Haltungen gehen. Wenn ihr euch mit einem kleinen Aufwärmprogramm besser fühlt, könnt ihr das natürlich gern vorher praktizieren.

Wenn ihr in die Haltung hineingeht, seid achtsam und vorsichtig. Geht nicht gleich zu Anfang ans Limit eurer Dehnfähigkeit, denn normalerweise steigert sich die gefühlte Intensität im Übungsverlauf: Was ihr zu Anfang kaum aushalten könnt, ist drei Minuten später nicht besser geworden.

Sollte die Intensität in einer Position überhaupt nicht mehr zu ertragen sein, dann geht in eine weniger intensive Variante oder verlasst die Haltung ganz. Hört auf die Zeichen eures Körpers. Und denkt dran: Es interessiert weder uns noch Yoga noch sonst wen, wie weit ihr euch dehnen könnt. Übt absichtslos und mit positiver Disziplin. Umgekehrt gilt das Gleiche: Wenn ihr keine Wahrnehmung in der Targetzone habt, vertieft die Haltung. Die Atmung ist ein Indikator. Wenn sie frei und leicht fließen kann, ist alles in Ordnung. Ab dem Moment, an dem ihr die Luft anhaltet oder gepresst atmet (beispielsweise beim Hineingehen in eine Position), schraubt die Intensität runter. Behaltet immer die Targetzone im Auge, sie steht bei jeder Übung dabei. Konzentriert euch auf diesen Wirkungsbereich. Die genaue Position von Armen und Händen ist nicht das Entscheidende.

Ihr verlasst die Position am Ende so, wie ihr sie eingenommen habt. Das bedeutet langsam und achtsam. Nach einer Haltedauer von fünf Minuten kann man die Asana in der Regel auch gar nicht hektisch verlassen. Euer Körper muss sich erst wieder richtig justieren.

Ihr könnt nach dem Verlassen der Übung eine Ausgleichshaltung einnehmen. Entweder eine, die wir vorgeschlagen haben, oder eine, die sich für euch ganz natürlich ohne großes Nachdenken ergibt. Macht das eher so wie morgens nach dem Aufstehen, wenn ihr euch reckt und streckt, ganz instinktiv und auf genau die Weise, die euch jetzt guttut.

Was wird gebraucht?

Für das Yin-Yoga braucht ihr nur etwas Platz, bequeme Klamotten und eine weiche Unterlage wie eine Yoga-Matte. Eine Uhr ist gut, damit ihr wisst, wann die Haltezeit um ist. Für einige Positionen bietet sich außerdem ein Yoga-Klotz an (oder ein dickes Buch). Für die Massagen der Faszien braucht ihr einen Schaumstoffroller.

Wie atmen?

In einer yang-orientierten Praxis ist es wichtig, die rhythmischen Bewegungen mit dem Atem zu synchronisieren, damit sie ihre volle Wirkung entfalten. Im Yin-Yoga empfehlen wir lediglich, natürlich und gleichmäßig zu atmen. In den meisten Fällen wird sich dadurch ein Entspannungseffekt einstellen, denn auch die Atmung sendet dem vegetativen Nervensystem Signale. Wenn wir ruhig atmen, kommen wir nach relativ kurzer Zeit in den ausgeglichenen Zustand, den wir anstreben.

Wenn ihr während der Haltungen spürt, wie ihr euch anspannt, weil der Körper unbewusst gegen die Position ankämpft, dann kommt mit euren Gedanken zur Atmung. Über die Zeit wird eure Muskulatur dann entspannen und die Position wird leichter werden.

Was ist die richtige Intensität in den Übungen?

Hört genau auf das Feedback, das euer Körper euch gibt. Findet für euch heraus, ob ihr eher ein Pandabär (überängstlich) oder ein Schwarzer Ritter (überambitioniert und vermeintlich unzerstörbar) seid. Pandabären überinterpretieren gern jede noch so zarte Wahrnehmung und schöpfen so oft nicht die volle Wirkung der Übungen aus. Wenn ihr hingegen eher dazu neigt, Schmerz zu ignorieren und »mutig« darüber hinwegzugehen, werdet ihr euch auf Dauer wahrscheinlich mehr schaden als nützen. Es geht darum, die körperlichen Signale richtig zu deuten. Am besten bleibt ihr an der Grenze, an der ihr es gerade noch aushalten könnt, ohne Schmerz zu empfinden. Diese Grenze verschiebt sich andauernd, und nur ihr selbst könnt sie in eurer Praxis immer wieder neu erfühlen. Morgens ist es anders als abends, im Sommer ist es anders als im Winter und zu Hause ist es anders als im Hotel. Diese Liste kann man endlos fortsetzen. Kein Lehrer und kein Buch kann das für euch herausfinden. Ihr fragt uns ja auch nicht, ob euch das Essen geschmeckt hat. Das könnt nur ihr selbst entscheiden. Wenn ihr also mitten in der Position merkt, es ist nicht mehr auszuhalten, dann justiert die Haltung nach.

Wann und wie oft solltet ihr üben?

Praktizieren muss man regelmäßig, am besten mehrmals die Woche. Der Körper passt sich den Belastungen an. Deswegen ist Yin-Yoga nichts, was man mal an einem Wochenende im Jahr macht und danach ein Jahr lang nicht wieder. Die Wirkung wird dann schnell verpuffen. Nur mit Beständigkeit bleiben die positiven Effekte erhalten oder stellen sich überhaupt erst ein. Eure Praxis wird ihre Wirkung also am besten entfalten, wenn ihr regelmäßig übt. Dabei ist es besser, häufiger und kürzer zu üben (zum Beispiel

30 Minuten am Tag) als alle zehn Tage für drei Stunden. Trotzdem sollte euch ein unregelmäßiger Tages- oder Wochenablauf nicht daran hindern, eure Übungssequenzen zu machen. Jede Praxis, die ihr macht, ist gut.

Wir empfehlen drei- bis sechsmal die Woche. Das Complete-Body-Faszientraining (ab Seite 126) und überhaupt die Foamroller-Übungen solltet ihr allerdings nicht häufiger als dreimal die Woche machen, denn das Gewebe braucht eine gewisse Zeit, um sich gut zu regenerieren.

Was heißt Fortschritt?

Fortschritt im Yin-Yoga ist äußerlich nicht messbar. Der einzige Faktor, an dem man sich orientieren kann, ist der eigene Fokus auf die jeweilige Übung und wie lange man in der Lage ist, ihn störungsfrei beizubehalten. Mit fortschreitender Praxis wird die eigene Körperwahrnehmung immer subtiler und detailreicher. Über die Zeit entwickeln sich Nervenbahnen in immer mehr Bereiche des Körpers und steigern so die Eigenwahrnehmung.

Im Yoga sind wir vollständig ergebnisunabhängig. Alles, was zählt, ist die Praxis im Hier und Jetzt.

Rein äußerlich geht es nicht darum, bestimmte Positionen tiefer und intensiver ausführen zu können, auch wenn unser westlich geprägter Geist das denken mag. Wir möchten in der Lage sein, Spagat oder Kopfstand zu können, und denken, wenn wir es schaffen, wären wir Fortgeschrittene. Das ist ein Trugschluss. Es ist irrelevant, was ihr vor zwei Wochen oder drei Jahren konntet oder in sechs Monaten beherrschen wollt. Die Praxis, die ihr gerade ausführt, ist immer gut, egal wie unzulänglich sie euch vielleicht vorkommen mag. Alles, was zählt, ist eine positive Einstellung zu eurem Tun.

Typischerweise ist es der Geist, der immer zuerst ermüdet, nicht der Körper. Er fängt an umherzuwandern, und die Signale des Körpers werden nicht mehr so deutlich wahrgenommen. Die Praxis ist ein Hin und Her zwischen Kontrolle und Loslassen. Versucht, aus dem Bewerten auszusteigen, hört auf, alles in gut und schlecht einzuteilen. Das wird euren Geist befreien und euch ein glücklicheres Leben bescheren.

Achtung!

In unseren Yin-Yoga-Stunden in Hamburg geben wir immer folgende Sicherheitshinweise für die Zeit nach der Übungspraxis:

- Trefft direkt nach der Stunde keine wichtigen Entscheidungen.
- Seid besonders aufmerksam im Straßenverkehr.
- Nehmt möglichst keine Schadstoffe zu euch, also keinen Alkohol, keine Zigaretten, kein Koffein, keine schlimmen Nachrichten.

Energiefluss – die Macht ist mit euch

In den östlichen Philosophien gibt es die grundlegende Vorstellung von einer unsichtbaren, alles durchdringenden Lebensenergie. In Indien ist es das Prana, in China das Chi, in Japan das Ki. Für uns westliche Menschen mit einer eher wissenschaftlichen Prägung ist diese Vorstellung schwer fassbar und mit Leben zu füllen. Aber stellt euch einfach unsere Welt vor, mit all ihren Gerätschaften, die wir selbstverständlich im Alltag benutzen. Die treibende Kraft dahinter ist die Elektrizität, die man allerdings weder anfassen noch sehen kann. Und eine solche Kraft gibt es auch in allen lebendigen Wesen.

Am ehesten werden diese energetischen Vorgänge beim Menschen durch Vorführungen sichtbar, die zum Teil übermenschlich anmuten. So trainieren zum Beispiel die Shaolin-Mönche aus China die Lenkung ihres Chi von Kindesbeinen an mit einer Kombination aus Atem-, Meditations- und Kampfkunsttechniken. Und sie hören in der Regel bis zu ihrem Lebensende nicht damit auf. Durch ihre Übungen bringen sie ihre Energie zum optimalen Fließen und können sie darüber hinaus bewusst in bestimmte Regionen ihres Körpers schicken und dort konzentrieren. Auf diese Weise werden die unglaublichen Aktionen möglich, die wir bei ihnen manchmal bewundern können.

In einer bewussten Yoga-Praxis erleben wir so etwas ebenfalls. Ohne fokussierte Aufmerksamkeit fließt unsere Lebensenergie überall und nirgends. Das kann zu geistiger Verwirrung führen oder Krankheiten Vorschub leisten. Gelenkt aber kann unsere yogische Energie Verspannungen im Körper und im Geist lösen und uns leistungsfähiger und ausgeglichener machen. Lebensenergie im Yoga ist also nicht nur ein Modell, an das man glauben kann oder nicht, es lässt sich vielmehr in einer konkreten Übungspraxis erfahren.

Wie lässt sich Lebensenergie lenken?

Um das Prana im Yin-Yoga zu lenken, müssen wir vor allem unseren Geist benutzen. Im täglichen Leben ist er überwiegend unstet und reaktiv. Sobald jemand im Straßenverkehr hupt, müssen wir dort hinschauen. Sobald jemand das Yoga-Studio verlässt, um zur Toilette gehen, müssen wir fast zwanghaft hinsehen, wer es ist, obwohl es vollkommen unwichtig ist. So verbringen die meisten Menschen einen Großteil ihres Lebens in diesem Zustand, der im Yoga »Monkey-Mind« genannt wird. Das Denken springt hierhin und dorthin.

Während unserer Yin-Yoga-Praxis können wir allerdings zur Ruhe kommen und unseren Geist auf die zu erledigende Aufgabe fokussieren. Beim dreiminütigen Halten einer Position geht man nämlich unterschiedlich intensive Stadien durch. Am Anfang findet man die Position noch angenehm. Während nun aber die Zeit vergeht, fühlt man die ersten Widerstände und Unannehmlichkeiten. Genau dann ist es wichtig, die fokussierte Aufmerksamkeit beizubehalten, den Atem ruhig und gleichmäßig weiterfließen zu lassen. Dadurch nehmen wir direkten Einfluss auf unser vegetatives Nervensystem und halten unsere innere Aufregung klein. Unser Prana wandert in diesem Zustand am leichtesten in die Regionen, wo es benötigt wird. Und falls ihr euch langweilen solltet: Nach 15 Minuten in einer Position ist die Mauer durchbrochen und das Gedankenkarussell hört auf, sich zu drehen.

Durch die Praxis lösen wir Festhaltemuster auf und unser Leben kommt in Fluss. Auf der geistigen Ebene bedeutet das vor allem, dass wir loslassen lernen.

In unserer Gesellschaft streben wir sehr nach Äußerlichkeiten, nach der Anhäufung von materiellem Besitz und Status. Wir definieren uns und unser

Selbstwertgefühl darüber. Als Yogis wissen wir aber, dass diese allesamt vergänglichen Dinge nicht dazu geeignet sind, uns glücklich zu machen. Durch die Praxis von Yoga oder auch Kampfkünsten können wir diesem Muster entgegenwirken. Das oberste Ziel ist die Leere (japanisch: Mushin). Die Idee dahinter ist ein vollständiges Loslassen. Es geht dabei nicht um Verzicht oder darum, sich etwas zu versagen. Es ist vielmehr ein Nichts-mehr-Wollen, eine Art aktiver Passivität. In den Kampfkünsten übt man das durch das sogenannte Randori, die freie Verteidigung. Die Aufgabe dabei ist das instinktive, freie, absichtslose Reagieren auf Angriffe. Man lernt dort sehr schnell, dass die Attacken der Trainingspartner nicht den eigenen Erwartungen entsprechen, und wird mit viel Übung im Geiste frei. Dieser Kampf spiegelt unser Leben wider und die Art, wie wir mit Herausforderungen umgehen.

Im Yoga erleben wir diesen Zustand des Nichtwollens beim Praktizieren am ehesten in der Asana-Praxis. Wenn ihr keine Ziele mehr erreichen wollt, sondern nur im Einklang mit eurer momentanen körperlichen und geistigen Verfassung durch die Bewegungen fließt, dann seid ihr im Hier und Jetzt. Ihr seid im Flow, ihr müsst euch nicht mehr vergleichen oder irgendwelche Erwartungen erfüllen. Es ist das Prinzip des Nichtanhaftens. Es bedeutet Gleichmut, letztlich auch Gleichgewicht. Handlungen und Gedanken sind vollkommen eins geworden.

Um das Prana in Fluss zu bringen, ist die Yin-Yoga-Praxis ideal. Aber auch eine andere Asana-Praxis ebenso wie Pranayama und allgemein Atemübungen sind perfekt dafür. Letztlich dient dem jede spirituelle Schulung oder Praxis. Und auch die bewusste, ausgewogene Ernährung gehört dazu.

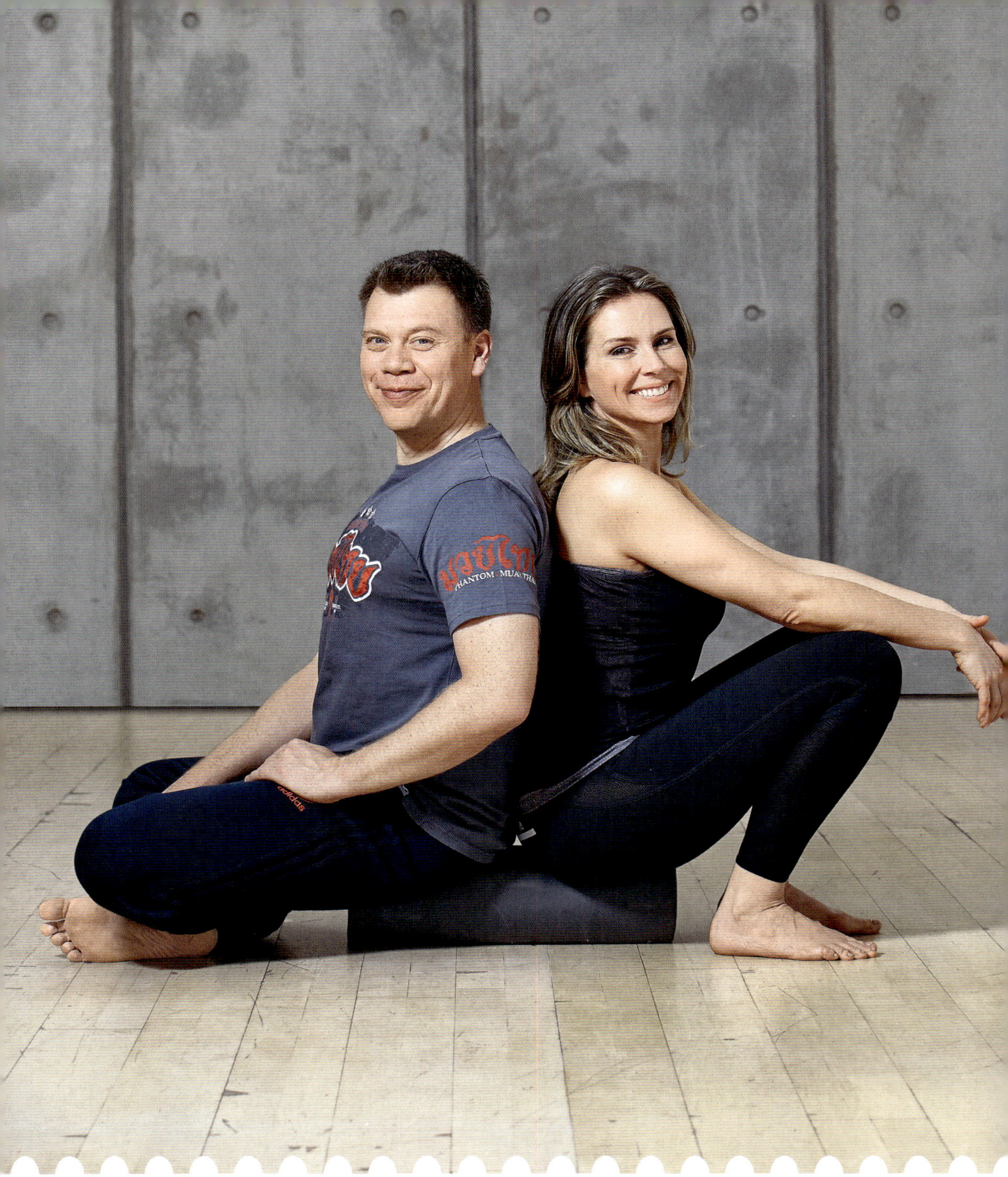
PHANTOM
adidas

Praxis

Yin-Yoga-Asanas

Dangling

In dieser Position lockert ihr den Nacken und den gesamten Oberkörper. Es ist gleichzeitig eine halbe Umkehrhaltung, denn ihr bringt das Herz über den Kopf. Dadurch fließt mehr Blut in den Kopf – das macht wacher und entspannter zugleich. Der Gleichgewichtssinn wird trainiert, und ihr holt diesen ansonsten unbewussten Vorgang, für Gleichgewicht zu sorgen, in eure Aufmerksamkeit.

- Stellt euch auf die Matte und bringt die Füße hüftbreit auseinander.
- Beugt leicht die Knie und rollt den Oberkörper nach vorn und unten ab.
- Greift die Ellbogen mit den Händen.
- Drei bis fünf Minuten halten. Spielt dabei mit der Gewichtsverteilung zwischen Zehen und Fersen. Ihr könnt leicht hin- und herbaumeln. Wenn ihr die Beine streckt, dehnt ihr deren Rückseiten. Bleiben die Knie gebeugt, spürt ihr den Stretch mehr im Rücken.
- Um die Position zu verlassen, beugt die Beine und lasst die Hände los. Rollt dann langsam Wirbel für Wirbel nach oben. Ihr könnt dabei auch die Hände auf den Oberschenkeln platzieren.
- **Ausgleichshaltung:** Kommt in die Relax-Position, einfach in der Rückenlage entspannen, Arme und Beine leicht geöffnet.

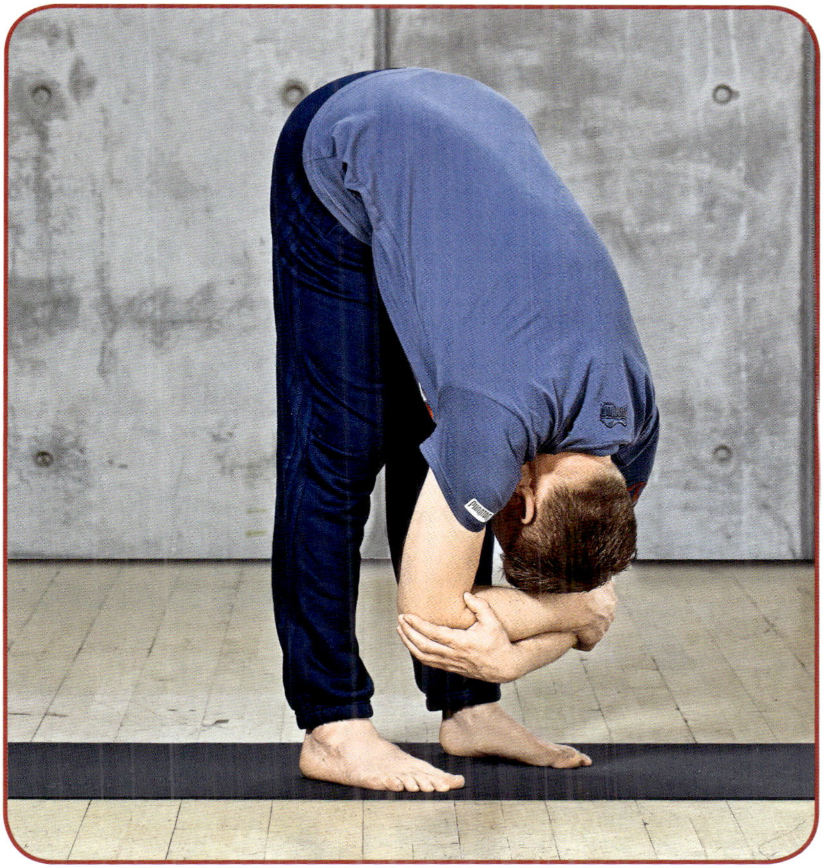

→ **Target Zones: Oberschenkelrückseiten und Rücken**

Straddle

In dieser Haltung dehnt ihr den Rücken in seiner gesamten Länge, die Leistengegend und die Oberschenkelrückseiten. Die Stimulation der Leisten wirkt sich äußerst positiv auf den Energiefluss in Richtung des Beckenbodens aus. Dort sind wir verwurzelt. Dort geht es um alle Basisthemen unserer Existenz, um Familie, Beziehungen, Materielles und um unsere Verbindung zur Erde.

- Setzt euch auf den Boden und streckt beide Beine aus.
- Öffnet jetzt die geraden Beine zur Seite in eine Grätsche. Lasst eure Füße dabei entspannt. Wenn ihr die Beine nicht strecken könnt, legt euch ein Kissen oder eine Decke unter die Kniekehlen.
- Jetzt neigt euch mit rundem Rücken nach vorn in Richtung Matte. Die Arme können den Oberkörper dabei abstützen oder einfach dort abgelegt werden, wo es sich natürlich anfühlt.
- Haltet diese Position für drei bis fünf Minuten. Füße und Beine sind dabei entspannt.
- Um die Haltung zu verlassen, stützt euch mit den Händen unter den Schultern ab, drückt euch langsam nach oben und nehmt schließlich die Beine zusammen.
- **Alternative:** Wenn es euch gar nicht gelingt, den Oberkörper nach vorn und unten zu bewegen, setzt euch auf ein Kissen. Dann geht es leichter.
- **Ausgleichsbewegung:** Legt euch auf den Rücken und streckt die Beine aus. Nehmt die Hände unter das Gesäß, streckt die Beine zur Decke. Senkt dann die geraden geschlossenen Beine zur Matte und kommt mit aufrechtem Oberkörper zum Sitzen.

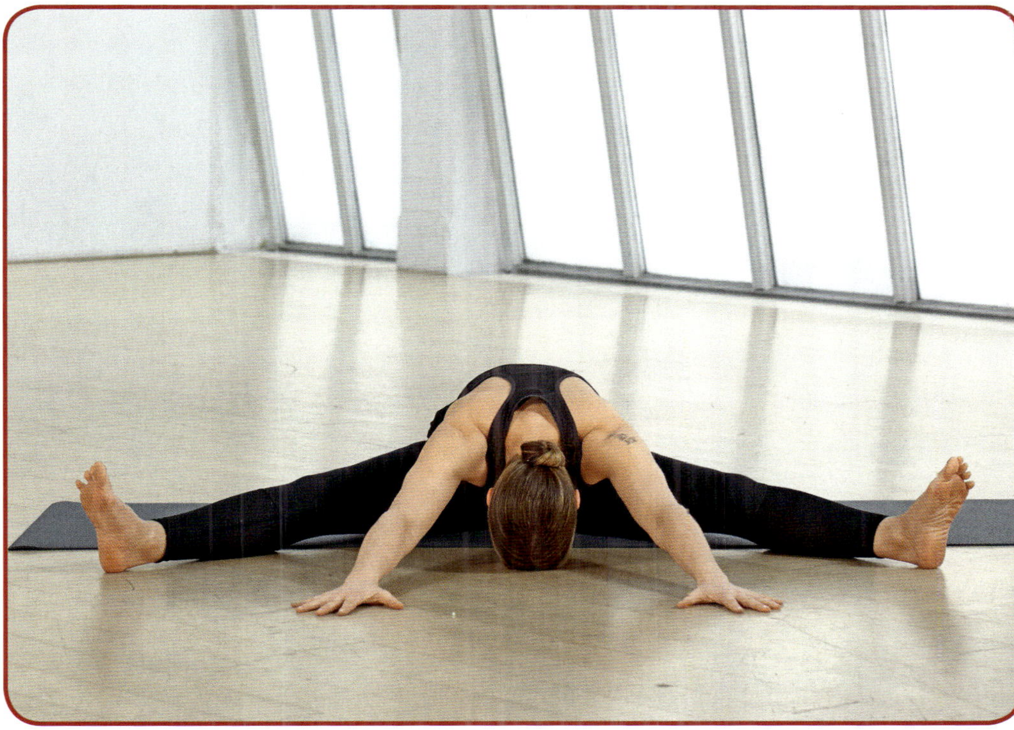

➔ **Target Zones: Oberschenkelrückseiten, Rücken und Leisten**

Dragon

In dieser Haltung dehnt ihr den Hüftbeuger des ausgestreckten Beines. Gleichzeitig streckt ihr hier einen der wichtigsten inneren Muskeln, den Iliopsoas. Er verläuft zwischen der Lendenwirbelsäule und den Innenseiten der Oberschenkel am Becken vorbei. Dieser Muskel gerät unter Anspannung, wenn wir Stress verspüren. Unter Druck neigt unser vegetatives Nervensystem nämlich dazu, den Körper in eine Embryohaltung mit angezogenen Beinen und Armen zu bringen, um die inneren Organe zu schützen. Diese Spannung zu lösen, trägt sehr zu unserem generellen Wohlbefinden bei. Hinzu kommt eine leichte, asymmetrische Rückbeuge durch die aufrechte Wirbelsäule.

- Kommt zuerst in einen Vierfüßlerstand.
- Streckt ein Bein nach hinten aus und legt das Knie am Boden ab. Der andere Fuß kommt nach vorn an die Außenseite der Hand. Er steht möglichst senkrecht unter dem Knie. Wenn euer Fuß eine andere Position einnimmt, ist das auch in Ordnung. Jeder Körper ist anders, es soll sich natürlich und angenehm anfühlen.
- Schiebt jetzt die Hüfte nach vorn und unten. Die Hände bleiben unter den Schultern stehen oder ihr beugt den Oberkörper leicht zurück, die Arme gehen nach hinten unten.
- Bleibt für drei bis fünf Minuten in der Haltung und dehnt dann auch die andere Seite.
- Um die Haltung zu verlassen, streckt langsam euer vorderes Bein. Bewegt dabei das Gesäß nach hinten.
- **Ausgleichsbewegung:** Kommt in die Kindhaltung. Die Unterschenkel sind dabei am Boden und das Gesäß auf den Fersen. Die großen Zehen zeigen zueinander und die Stirn ist am Boden.

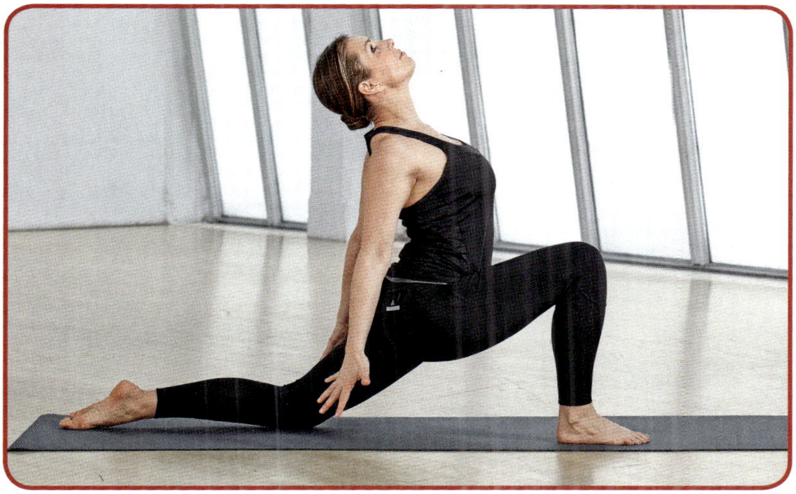

Variante: Dragon Flying Low

- Wenn ihr im Dragon seid, legt ihr entweder die Unterarme auf die Matte oder schiebt die Hände so weit wie möglich nach vorn. Wieder halten. In dieser Position könnt ihr die Hüfte noch weiter nach unten absenken. Der untere Rücken kann sich entspannen.

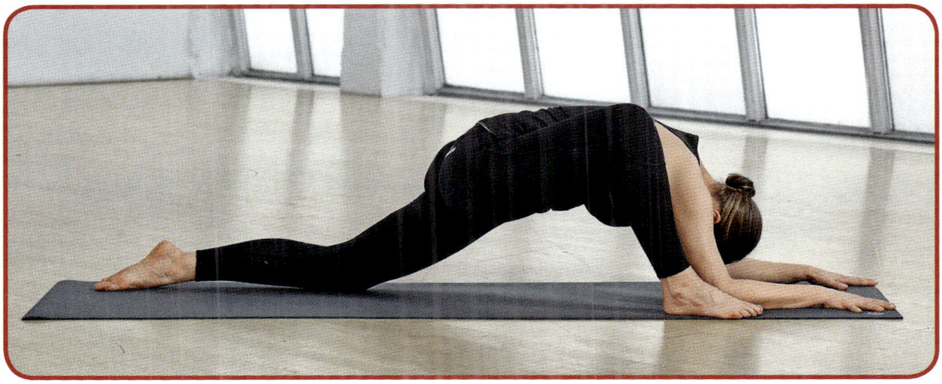

→ Target Zones: Iliopsoas, Oberschenkelbeuger

Shoelace

Eine Hüftöffner-Position. Sie stimuliert die Außenseiten der Oberschenkel und ihr dehnt die Gesäßmuskulatur des oberen Beines und die umliegende Beinmuskulatur. Diese Teile des Körpers werden im normalen Bewegungsalltag meist nicht angesteuert, und deswegen neigen sie dazu, sich zu verfestigen. Es sind hauptsächlich fasziale Strukturen, die unsere Körperaußenseite stabilisieren und denen wir mit dieser Übung zu Leibe rücken.

- Setzt euch auf den Boden in eine aufrechte Position.
- Winkelt jetzt beide Beine an und legt sie übereinander. Die Knie zeigen dabei nach vorn und die Zehen nach außen.
- Wenn es möglich ist, neigt den Oberkörper nach vorn und bringt die Hände zum Boden oder an die Füße.
- Drei bis fünf Minuten halten.
- Um die Haltung zu verlassen, richtet den Oberkörper auf und streckt beide Beine nach vorn aus.
- Dann das andere Bein nach oben legen und wieder halten.
- Ausgleichsbewegung: Scheibenwischer. Bleibt sitzen und stellt die Füße hüftbreit vor euch auf den Boden. Bewegt dann die Knie langsam wie Scheibenwischer von links nach rechts.

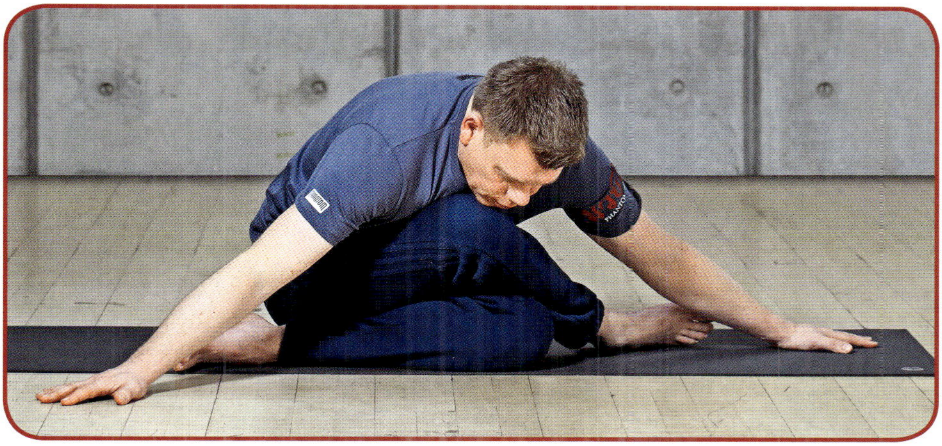

Leichtere Variante

- Lasst das untere Bein einfach lang, dann geht es leichter.

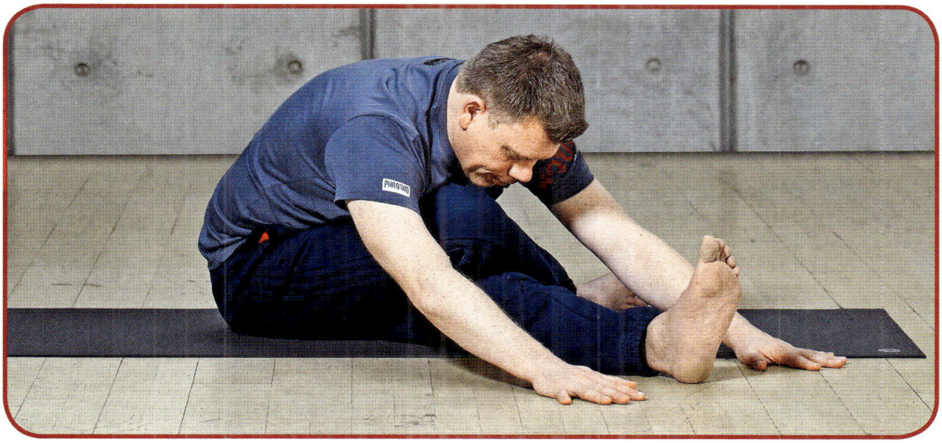

➔ **Target Zones: Oberschenkelaußenseiten und Gesäß**

Half Saddle

In dieser Yin-Yoga-Asana verlängern wir die Oberschenkelvorderseite. Dieser Muskel ist für die Streckung des Beines verantwortlich. Bei Läufern, Fußballspielern, Kampfsportlern und Radfahrern ist er meist sehr ausgeprägt. Das deutet häufig auch auf eine Verkürzung hin. Dabei ist es so wichtig, diesen starken und großen Muskel geschmeidig zu halten. Sein Zustand ist nämlich mit dafür verantwortlich, in welchem Winkel unser Becken steht. Bei einer starken Verkürzung kippt unser Becken nach vorn, fast so als würden wir das Gesäß herausstrecken. Daraus resultiert dann ein Hohlkreuz. Dies muss vom Körper kompensiert werden, und das ruft wieder muskuläre Verspannungen hervor. Mit dieser Asana sorgen wir für eine beweglichere Hüfte.

- Setzt euch gerade auf den Boden und streckt beide Beine nach vorn aus. Winkelt nun ein Bein an und führt den Fuß mit der Hand an die Außenseite des Gesäßes (nicht draufsetzen). Die Zehen zeigen am besten gerade nach hinten.
- Falls ein unangenehmer Druckschmerz auf dem Fußspann entsteht, legt euch eine Decke darunter. Wenn ihr Knieschmerzen verspürt und nicht mit dem Gesäß auf dem Boden ankommt, legt euch eine Decke oder einen Block unter die Sitzbeinhöcker. Das angewinkelte Knie findet seine Position von ganz allein, entweder ist es eher am anderen Knie positioniert oder zeigt ein wenig weiter nach außen.
- Wenn es euch möglich ist, legt euch langsam nach hinten auf den Unterarmen oder dem Rücken ab.
- Bleibt für drei bis fünf Minuten so und übt dann zur anderen Seite.
- **Ausgleichsbewegung:** Kindshaltung. Unterschenkel am Boden, Gesäß auf den Fersen. Große Zehen zueinander, Stirn am Boden.

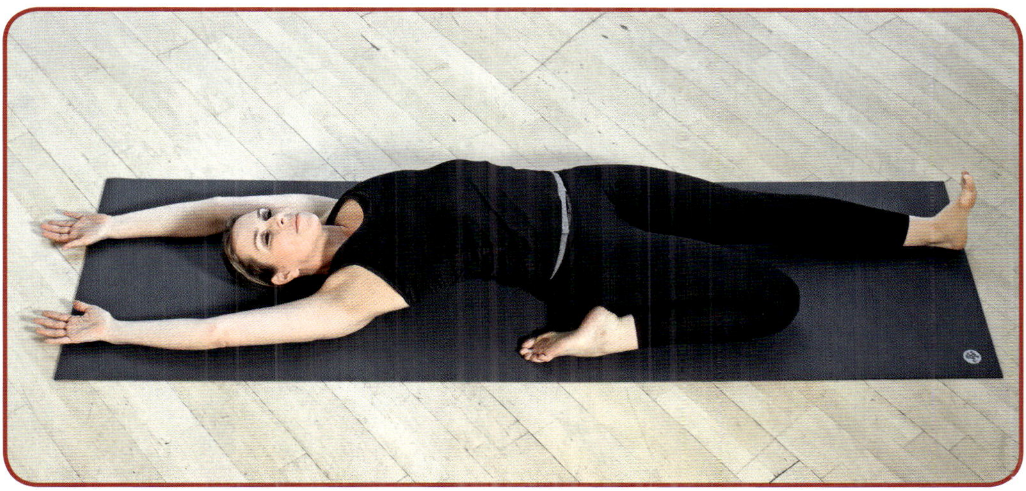

→ **Target Zone: Vorderer Oberschenkelmuskel (Quadrizeps)**

Full Saddle

Diese Übung hat dieselben positiven Aspekte wie der halbe Sattel. Hinzu kommt eine spürbare Stimulation der unteren Wirbelsäule. Wenn ihr dort also einen Druck verspürt, dann ist das so gewollt. Wenn ihr den Oberkörper nach hinten neigt, macht das Becken die Bewegung mit – soweit die Dehnbarkeit der Oberschenkelvorderseite es zulässt. Danach wandert die Stimulation in den unteren Rücken und die Wirbelsäule krümmt sich.

- Geht in den Fersensitz, die Knie so weit geöffnet, wie es angenehm ist.
- Stützt die Hände hinten auf und lasst euch langsam nach hinten runter, bis der Rücken auf dem Boden aufliegt. Ihr könnt euch ein Kissen oder einen Block unter das Gesäß oder unter den Rücken legen, wenn das angenehmer ist.
- Bleibt für drei bis fünf Minuten in der Haltung und geht dann mithilfe der Hände langsam wieder nach oben.
- **Ausgleichsbewegung:** Kindshaltung. Die Unterschenkel sind am Boden, das Gesäß auf den Fersen. Die großen Zehen zeigen zueinander und die Stirn ist am Boden.

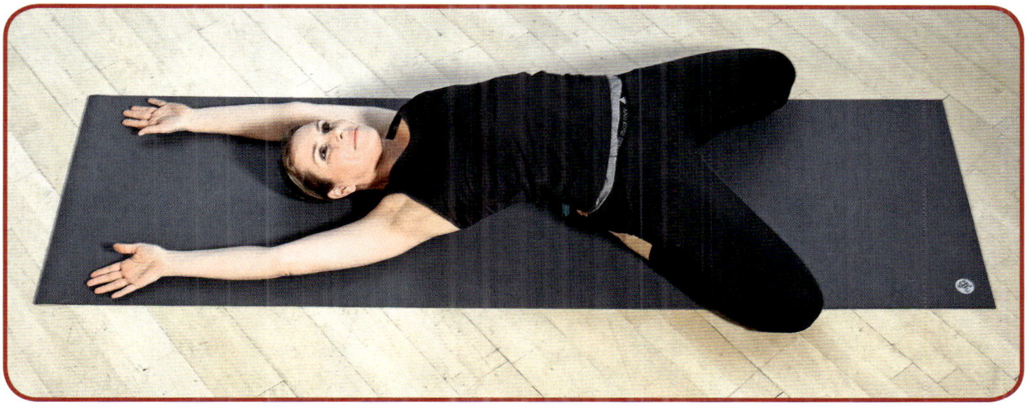

Variante: Cat pulling its tail

- Legt euch auf den Bauch. Beugt das rechte Bein und zieht das Knie zur rechten Armbeuge. Öffnet das linke Bein leicht nach links, sodass sich eure Hüfte weiter in Richtung Boden dreht. Bringt jetzt den linken Arm nach rechts auf den Boden und greift mit der rechten Hand den linken Fuß. Winkelt das linke Bein dafür an.

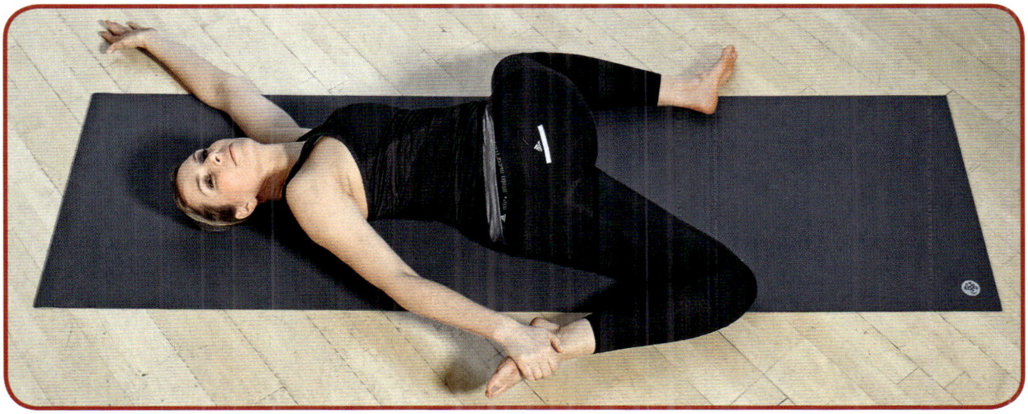

→ Target Zones: Unterer Rücken, Lendenwirbelsäule und Quadrizeps

Butterfly

In dieser Asana dehnt ihr hauptsächlich die Rückenmuskeln und natürlich die große Rückenfaszie. Dieser Bereich, der gern etwas steif wird, ist wichtig für eine gerade Haltung – auf der Matte und im Leben. Die Oberschenkelrückseiten werden in dieser Haltung durch die angewinkelten und ausgedrehten Beine nur ganz wenig gedehnt. Durch das Auseinandersinken der Knie entsteht außerdem eine spürbare Dehnung in der Leistengegend und an den Oberschenkelinnenseiten.

- Setzt euch mit aufgestellten Füßen auf die Matte. Lasst etwas Abstand zwischen Becken und Füßen.
- Lasst die Knie auseinandersinken, die Fußsohlen kommen zusammen. Versucht, die Leistengegend zu entspannen. Die Schwerkraft sollte die Knie zum Boden ziehen.
- Lasst die Hände jetzt nach vorn wandern. Zieht dabei nicht an den Füßen.
- Macht jetzt den Rücken rund und lasst die Stirn Richtung Fersen sinken. Versucht dabei, Rücken und Nacken weich werden zu lassen.
- Für drei bis fünf Minuten so bleiben. Wenn es euch unangenehm ist, den Kopf so lange hängen zu lassen, hebt ihn zwischendurch einfach an oder stützt die Stirn auf ein Buch, die Hände oder einen Yoga-Block.
- Kommt dann mithilfe der Hände wieder nach oben.
- **Ausgleichsbewegung:** Legt euch auf den Rücken und streckt die Beine aus. Nehmt die Hände unter das Gesäß, streckt die Beine zur Decke. Senkt dann die geraden, geschlossenen Beine zur Matte und kommt mit aufrechtem Oberkörper zum Sitzen.

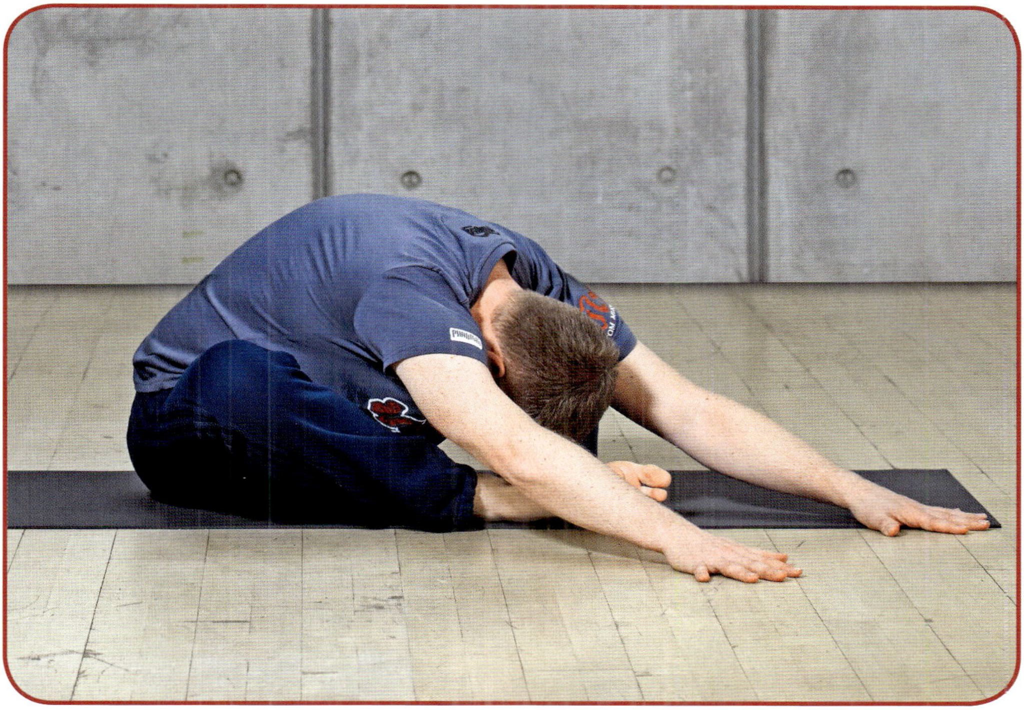

➔ **Target Zones: Rücken, Nacken, Leistengegend und Oberschenkelinnenseiten**

Square

In dieser Haltung liegen beide Unterschenkel angewinkelt parallel aufeinander. Dabei werden die Oberschenkel nach außen gedreht und damit die Hüften weit geöffnet. Die Dehnung ist hier einerseits im großen Gesäßmuskel (*Gluteus maximus*) und im Hüftgelenk selbst zu spüren. Die Bänder um die Knochen des Hüftgelenks werden durch die Beinposition ebenfalls stimuliert.

- Startet in einer aufrechten Sitzposition und winkelt ein Bein an. Achtet darauf, die Ferse nicht zu weit zum Gesäß zu bringen, es ist kein Schneidersitz.
- Legt jetzt den anderen Unterschenkel auf dem unteren Bein ab. Die Knie und die Fußgelenke sind dabei direkt übereinander.
- Lasst nun langsam die Knie und die Fußgelenke zueinander sinken. Ihr solltet keinesfalls Schmerzen in den Knien haben. Die Auswärtsdrehung der Beine nimmt ihren Ursprung in den Hüftgelenken. Wenn deren maximaler Bewegungsradius erreicht ist und ihr weiter in die Haltung hineindrückt, bekommt das Kniegelenk den Druck ab. Das ist nicht sinnvoll, achtet deswegen genau auf die Körpersignale.
- Wieder drei bis fünf Minuten entspannt halten.
- Löst die Haltung, indem ihr die Beine nach vorn ausstreckt.
- Legt dann das andere Bein nach oben.
- **Ausgleichsbewegung:** Legt euch auf den Rücken und streckt die Beine aus. Nehmt die Hände unter das Gesäß, streckt die Beine zur Decke. Senkt dann die geraden, geschlossenen Beine zur Matte und kommt mit aufrechtem Oberkörper zum Sitzen.

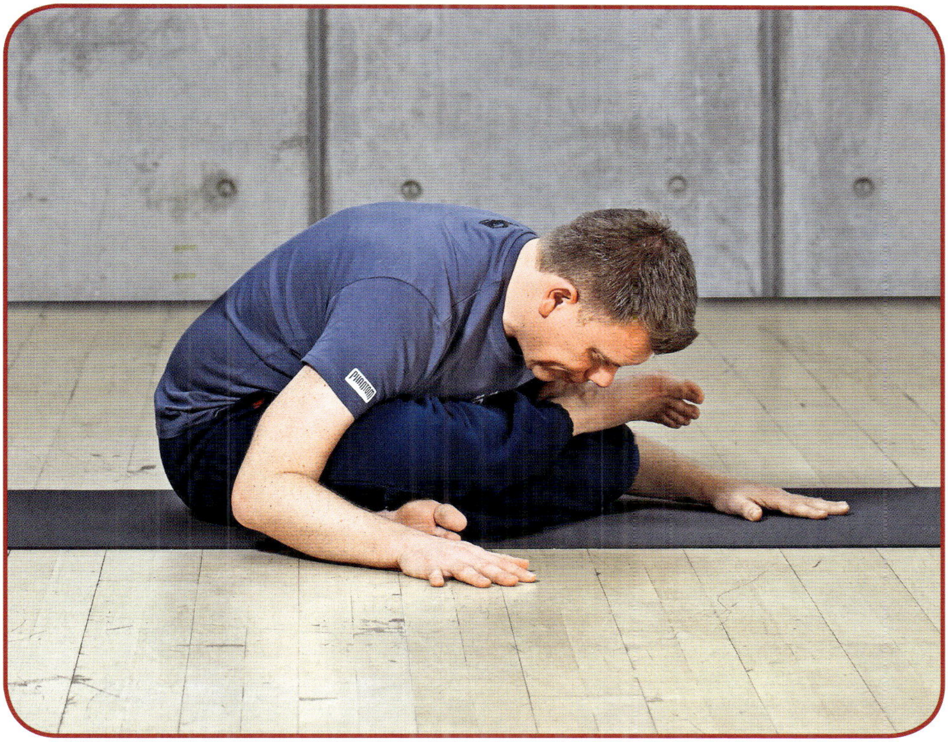

Leichtere Variante

- Wenn ihr überhaupt nicht aufrecht sitzen könnt oder diese Haltung sonst irgendwie unmöglich für euch ist, legt den oberen Fuß anstatt auf dem Knie davor auf dem Boden ab. Diese Haltung ist etwas leichter zu erreichen und hat einen vergleichbaren Effekt.

➔ Target Zones: Hüftgelenke und Außenseite der Oberschenkel

Swan

In dieser Haltung wird der sogenannte Iliotibialtrakt gedehnt, das ist die fasziale Außenseite der Oberschenkel zwischen Hüfte und Schienbein. Zusätzlich stimuliert ihr das Hüftgelenk des angewinkelten Beines, indem ihr Oberschenkel und Hüftpfanne gegeneinander verdreht. Die Neigung des Oberkörpers nach hinten erzeugt zusätzlich eine leichte Dehnung.

- Ihr startet im Vierfüßlerstand. Bringt von dort ein Bein angewinkelt nach vorn und legt das Knie in Richtung des Handgelenks auf der gleichen Seite ab. Das andere Bein streckt ihr nach hinten aus. Die Hände stehen unter den Schultern am Boden. Das Gesäß ist dicht über dem Boden. Achtet darauf, nicht zur Seite zu kippen, sondern bleibt eher frontal ausgerichtet.
- In dieser Haltung dürfen keine Schmerzen im Knie entstehen. Ist das der Fall, bringt den Fuß des angewinkelten Beines näher an die Hüfte. Wenn ihr hingegen keine Dehnung in der Außenseite des angewinkelten Beines und in der Hüfte verspürt, bringt den Fuß weiter nach außen.
- Der Oberkörper bleibt aufrecht und beugt sich, wenn möglich, ein wenig nach hinten.
- Für drei bis fünf Minuten halten und dann zur anderen Seite üben.
- **Ausgleichsposition:** Kindshaltung, das heißt Fersensitz, Unterschenkel am Boden, Gesäß auf den Fersen, die großen Zehen zeigen zueinander. Nun nach vorn beugen und die Stirn am Boden ablegen.

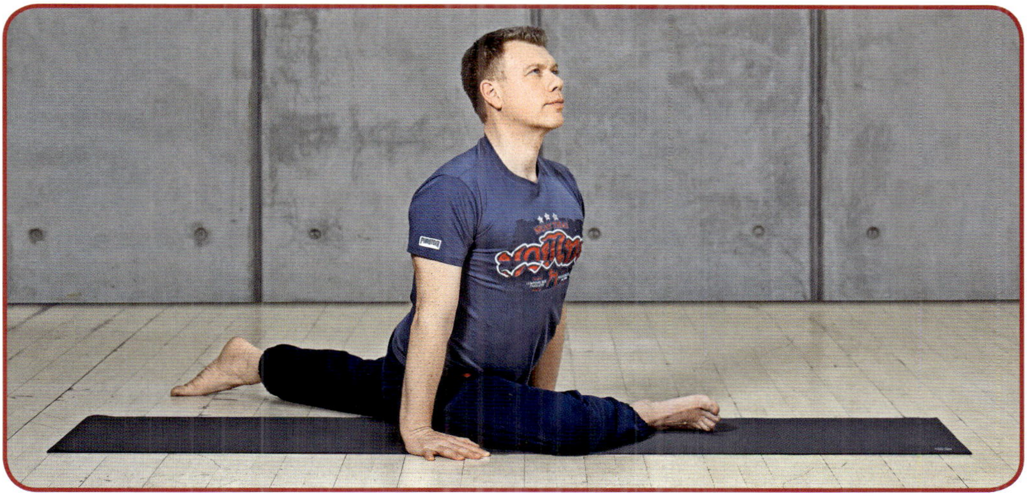

Variante: Sleeping Swan

- Beugt vom Schwan aus den Oberkörper nach vorn. Der Kopf kann am Boden abgelegt werden oder ihr kommt auf die Unterarme. Dabei streckt sich zusätzlich zu den Wirkungen des Schwans der untere Rücken.

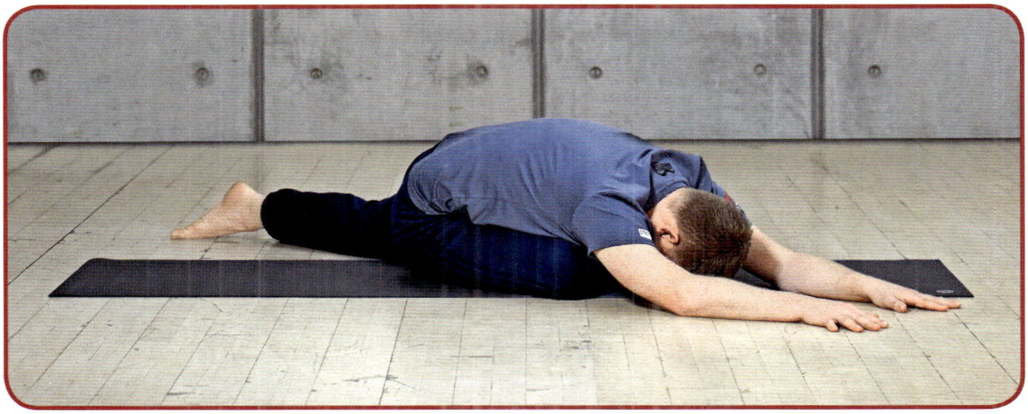

→ Target Zones: Außenseite der Oberschenkel und Hüftgelenk

Caterpillar

Die Wirkung dieser Übung lässt sich gar nicht hoch genug einschätzen. Sie streckt einen großen, wichtigen Komplex, nämlich die myofasziale Zuglinie auf eurer gesamten Körperrückseite (siehe Abbildung auf Seite 50). Die Dehnung und Stimulation der Bereiche, in denen große Anspannung steckt – oft Nacken und unterer Rücken – hält euch gesund.

Die Haltung wird in den meisten Yoga-Stilen mit einem geraden Rücken ausgeführt. Das ist eine Yang-Form, bei der die Rückenmuskulatur angespannt wird und die Wirkung in Gänze beckenabwärts stattfindet. Wenn wir diese Muskulatur entspannen, wird der Rücken rund und die Streckung erfasst auch den Bereich beckenaufwärts bis zum Hinterkopf.

- Streckt eure Beine im aufrechten Sitz gerade nach vorn.
- Mit dem Ausatmen neigt jetzt den Oberkörper nach vorn und bringt den Kopf nach vorn und nach unten. Lasst den Rücken rund werden. Die Hände liegen am Boden neben den Beinen oder ihr streckt sie nach vorn aus. Zieht euch nicht mit den Händen nach vorn und unten. Arbeitet mit der Entspannung. Wenn ihr irgendwo zieht, bildet sich meist ein innerer Widerstand dagegen aus. Das solltet ihr umgehen.
- Wenn in dieser Haltung eure Nase die Beine berührt, könnt ihr die Beine etwas auseinandernehmen und noch tiefer sinken.
- Für drei bis fünf Minuten in der Asana bleiben.
- Wenn es euch unangenehm ist, den Kopf so lange hängen zu lassen, hebt ihn zwischendurch einfach an oder stützt die Stirn auf ein Buch, die Hände oder einen Yoga-Block.
- **Ausgleichsbewegung:** Relax-Position, legt euch dafür einfach auf den Rücken und entspannt eure Körperrückseite.

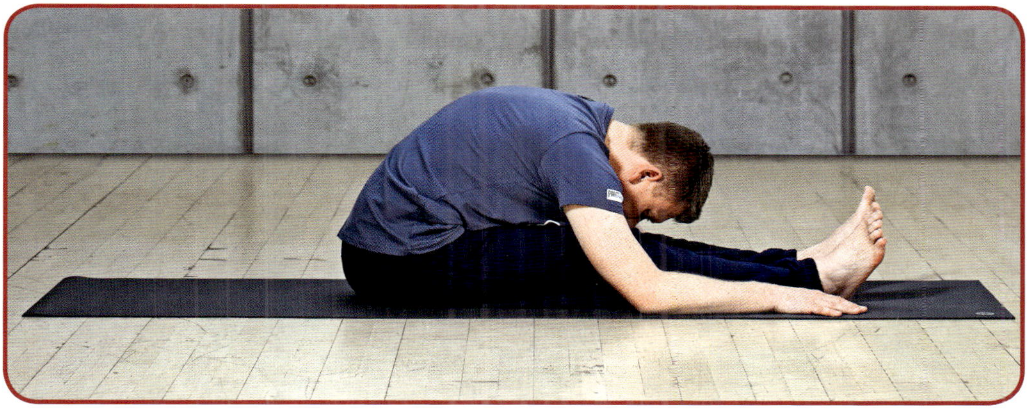

Variante mit ähnlicher Wirkung: Snail

- Setzt euch mit ausgestreckten Beinen gerade hin. Rollt euch dann auf den Rücken und nehmt die Beine über den Kopf nach hinten, die Zehen stellt ihr auf den Boden. Das Gewicht liegt dabei nicht auf dem Nacken, sondern auf den Rückseiten der Schultern.

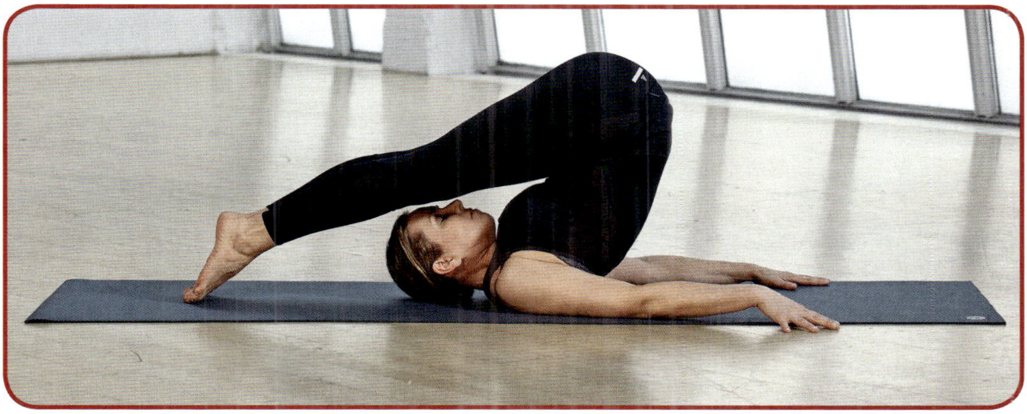

→ Target Zones: Rücken und Beinrückseiten

Bowing Monk

Durch eine Überkreuzhaltung von Armen und Beinen stimuliert ihr hier die internen Cross-Core-Zuglinien. Das sind fasziale Zonen, die sich bei entsprechender Belastung bilden. Sie stabilisieren den Körper dann bei asymmetrischen Anforderungen. Gleichzeitig stimuliert ihr den Herz-Kreislauf-Meridian. Wieder werden zudem die Bereiche auf dem Weg vom Hinterkopf zu den Beinen gedehnt und gelockert. Zudem werden die faszialen Zuglinien an der Innen- und Außenseite des Ober- und Unterarms sowie im großen Gesäßmuskel stimuliert. Diese Übung ist ideal nach langem Sitzen oder Stehen.

- Beginnt im ganzen Lotossitz, die Beine werden überkreuzt und die Füße jeweils auf den anderen Oberschenkel gelegt. Alternativ wählt ihr den halben Lotos, bei dem nur ein Fuß auf dem Oberschenkel ruht und der andere auf dem Boden nah am Becken liegt. Achtet darauf, dass die Knie nah am Boden bleiben. Auch der klassische Schneidersitz ist in Ordnung.
- Kreuzt nun die Arme und umfasst mit den Händen jeweils das gegenüberliegende Knie. Der Arm auf der Seite des oben liegenden Beines sollte dabei über dem anderen Arm gekreuzt sein.
- Nun beugt euch so weit wie möglich nach vorn, lasst den Rücken ganz rund werden und den Kopf locker nach unten hängen. Zieht euch mit den Armen so weit wie möglich nach unten.
- Atmet tief ein und aus, während ihr die Position drei bis fünf Minuten haltet. Eure Arme ziehen euch weiterhin leicht nach vorn.
- Wechselt dann die Bein- und Armhaltung und übt zur anderen Seite.
- Ausgleichsbewegung: Relax-Position. Legt euch einfach auf den Rücken und entspannt die Körperrückseite.

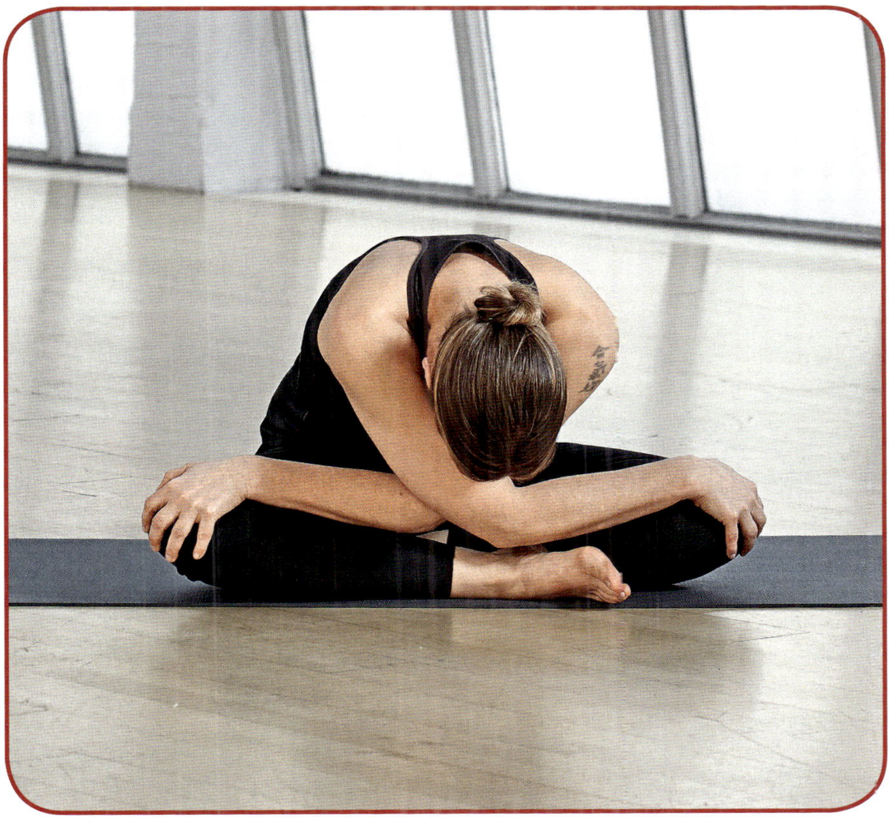

➔ **Target Zones: Rücken, Flanken, großer Gesäßmuskel, Arme**

Twisted Root

Die »gedrehte Wurzel« ist eine passive Wirbelsäulendrehung. Dabei wird ein Ende der Wirbelsäule fest auf dem Boden gelassen und die vielen kleinen Facettengelenke werden davon weggedreht. Das stimuliert die Wirbelsäule nicht nur auf der Ebene der Knochen, sondern auch muskulär und vor allen Dingen faszial. Unser Rücken ist erstaunlich stabil und widerstandsfähig. Um ihm diese Fähigkeiten möglichst lange zu erhalten, müssen wir ihn praktisch von innen massieren.

- Legt euch auf den Rücken und breitet die Arme nach links und rechts aus.
- Zieht die Knie Richtung Brustmitte und lasst sie mit der Ausatmung geschlossen auf eine Seite zum Boden sinken. Der Blick geht in die andere Richtung. Die Schulterblätter und der Hinterkopf bilden die »Wurzel«, sie bleiben am Boden.
- Bleibt so für drei bis fünf Minuten, atmet dabei ruhig und gleichmäßig. Kommt dann mit den Knien zurück zur Mitte und übt zur anderen Seite.
- **Ausgleichsposition:** Kindshaltung. Vom Fersensitz aus nach vorn ablegen, die Stirn ist am Boden.

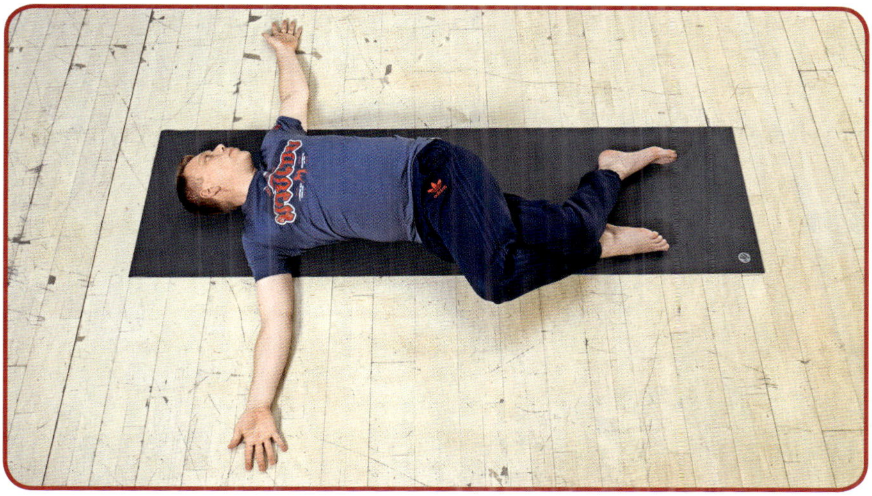

Leichtere Variante

- Um die Übung leichter zu machen, könnt ihr einen Yoga-Klotz oder ein Buch unterlegen.

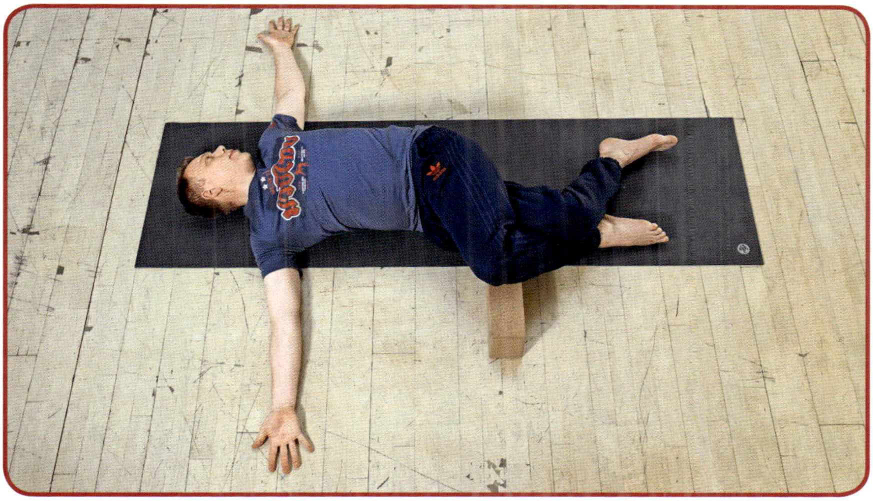

→ **Target Zone: Wirbelsäule**

Ankle Stretch

Diese Haltung öffnet und stärkt die Fußgelenke und dehnt die Oberschenkel. Das fasziale Gewebe in den Füßen wird sehr stark stimuliert, es wird praktisch die gesamte Flüssigkeit in den Faszien bewegt.

- Setzt euch auf die Fersen, Fußoberseite und Zehen liegen am Boden. Falls ihr dabei Schmerzen in den Fußgelenken habt, könntet ihr eine Decke unter die Füße platzieren, um sie zu entlasten und den Druck zu vermindern. Wenn die Knie schmerzen, rollt eine Decke oder ein Handtuch zusammen und legt es in die Kniekehlen, ebenso könnt ihr ein Kissen zwischen Oberschenkel und Waden platzieren. Hilft das alles nicht, lasst die Übung besser weg.
- Wandert mit den Händen neben dem Körper nach hinten, richtet den Oberkörper nach oben auf und beugt ihn leicht zurück.
- Wenn ihr die Intensität steigern möchtet, versucht die Knie zu heben und ein wenig Richtung Brust zu ziehen.
- Bleibt für drei bis fünf Minuten in der Position. Hört aber auf, wenn es beginnt wehzutun.
- Um die Position zu verlassen, verlagert ihr mit der Ausatmung das Gewicht etwas nach vorn, bringt die Hände rechts und links an den Knien vorbei auf den Boden und kommt in den Vierfüßlerstand. Jetzt könnt ihr die Beine und Füße lockern.
- Ausgleichsposition: Stellt die Zehen auf und setzt das Gesäß auf den Fersen ab.

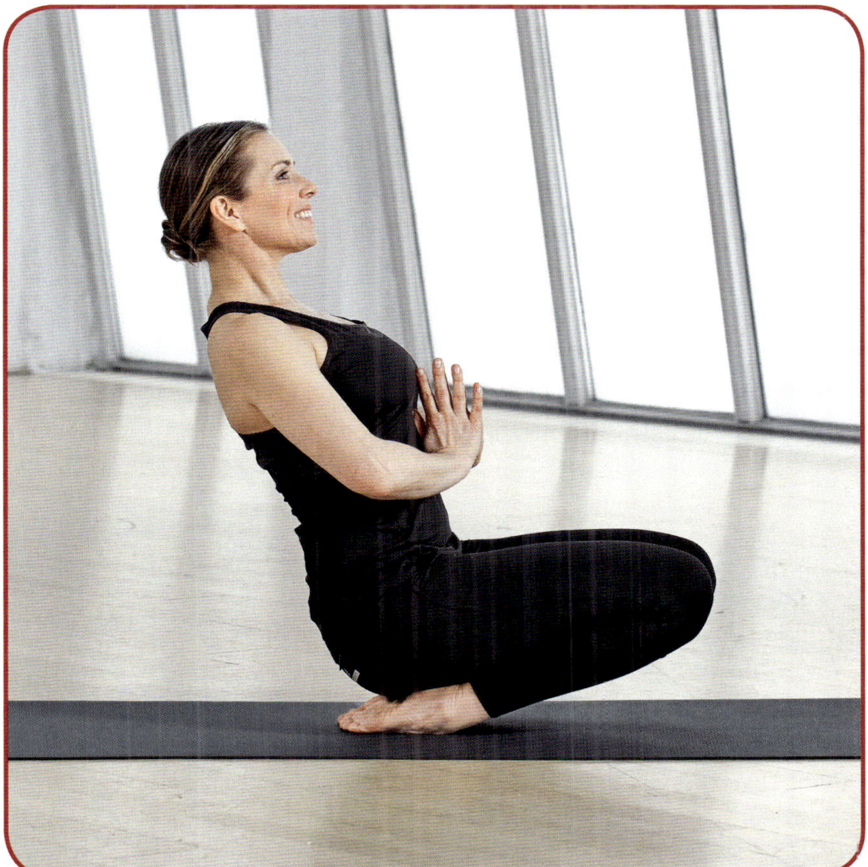

➔ **Target Zones: Fußgelenke, Füße und Oberschenkel**

Squat

Mit dieser Haltung dehnt ihr die Fußgelenke, die Knie, dazu die Innenseiten der Oberschenkel, die Hüften und den unteren Rücken. Wenn ihr die Füße weit auseinanderstellt, spürt ihr die Dehnung tiefer in den Hüften. Positioniert ihr sie näher zusammen, könnt ihr hingegen einen tieferen Stretch in den Fußgelenken bewirken.

- Stellt euch auf die Matte, die Füße mattenbreit auseinander. Mit dem Ausatmen setzt euch nun in eine tiefe Hockstellung. Achtet darauf, dass die Knie in die gleiche Richtung wie die Füße zeigen.
- Die Fersen bleiben fest auf dem Boden. Wenn das nicht geht, legt eine gefaltete Decke darunter oder öffnet die Füße noch weiter auseinander. Wichtig ist, dass sich der Körper entspannen kann.
- Bringt die Handflächen zusammen und erlaubt den Ellbogen, leicht gegen die Knie oder Schienbeine zu drücken.
- Bleibt wieder für drei bis fünf Minuten in der Haltung. Um die Haltung zu verlassen, setzt ihr euch einfach hin und streckt die Beine nach vorn aus.
- **Ausgleichshaltung:** Kommt in die Relax-Position, legt euch also einfach auf den Rücken und entspannt die Körperrückseite.

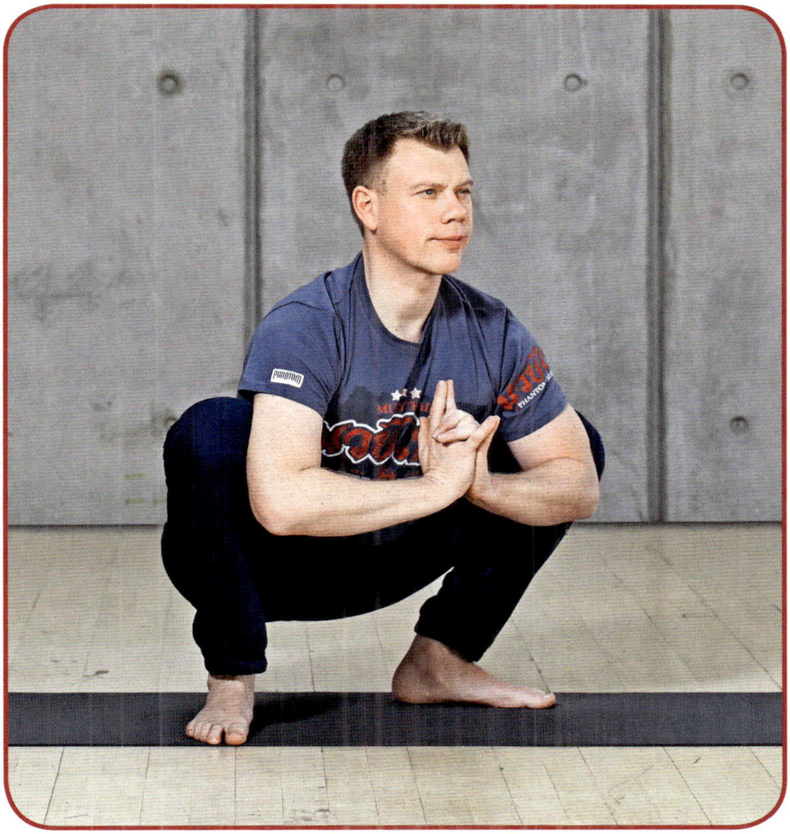

→ **Target Zones: Hüften, Innenseiten der Oberschenkel (Adduktoren), Knie und Fußgelenke, unterer Rücken**

Frog

Der Frosch ist eine intensive Hüftöffnung. Wir dehnen die Innenseiten der Oberschenkel (Adduktoren) und stimulieren gleichzeitig die Hüftgelenke. Gleichzeitig hilft der Frosch dabei, Krämpfe im Bauchbereich zu lösen. Dabei ist es egal, ob es sich um Menstruations- oder Verdauungsprobleme handelt.

- Kommt in einen Vierfüßlerstand, stellt die Hände direkt unter den Schultern auf und die Knie unter den Hüften.
- Lasst jetzt die Knie auf dem Boden zur Seite gleiten, öffnet also die Beine. Wenn das zu unangenehmen Druckschmerzen an den Innenseiten der Knie führt, legt euch Kissen oder eine Decke darunter. Lasst eure Fußsohlen nach hinten zeigen. Falls das nicht möglich ist, bewegt die großen Zehen zueinander.
- Wenn ihr die Beine maximal geöffnet habt, kommt entweder auf die Unterarme oder streckt beide Arme weit nach vorn aus. Lasst den Brustkorb zum Boden sinken. Das Becken schiebt tendenziell nach hinten.
- Haltet die Position für etwa drei bis fünf Minuten.
- Um die Haltung zu verlassen, schiebt euer Gewicht nach vorn und legt euch auf den Bauch.
- **Alternative:** Wenn ihr den Frosch nicht einnehmen könnt, kommt alternativ in die Kindhaltung: Fersensitz, die Unterschenkel am Boden und das Gesäß auf den Fersen. Die großen Zehen zeigen zueinander. Beugt euch dann vor, bis die Stirn am Boden aufliegt.
- **Ausgleichsbewegung:** Legt euch auf den Rücken und streckt die Beine aus. Nehmt die Hände unter das Gesäß, streckt die Beine zur Decke. Senkt dann die geraden geschlossenen Beine zur Matte und kommt mit aufrechtem Oberkörper zum Sitzen.

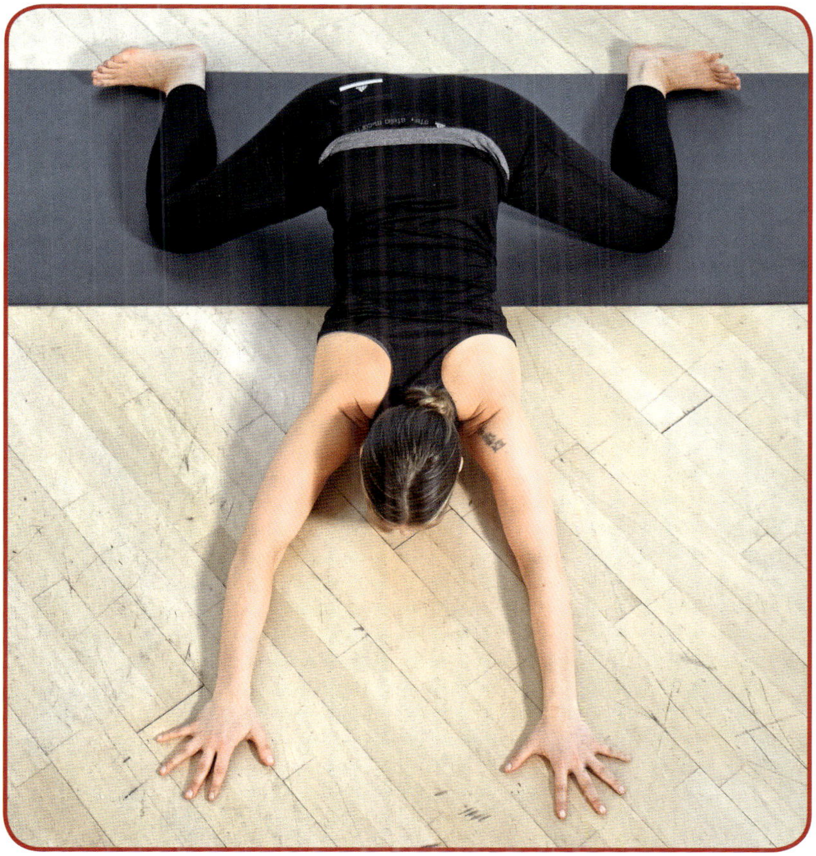

→ **Target Zones: Innenseiten der Oberschenkel (Adduktoren) und Hüftgelenke**

Sphinx

Die Sphinx ist eine leichte Rückbeuge, die die Brust, die Lungen, die Schultern und den unteren Rücken öffnet. Sie ist sehr gut geeignet, wenn ihr Schmerzen in den Handgelenken oder ein Karpaltunnelsyndrom habt. Und sie hilft bei chronischer Müdigkeit.

- Legt euch auf den Bauch. Ellbogen und Handgelenke sind schulterbreit auseinander, die Unterarme stützen den Körper.
- Legt die Ellbogen weiter nach außen, dann wird es weniger intensiv. Um die Haltung zu intensivieren, legt Kissen unter die Ellbogen. Das hebt die Brust nach oben.
- Tief atmen, während ihr für drei bis fünf Minuten so verharrt.
- **Ausgleichsposition:** Kindshaltung. Die Unterschenkel sind am Boden, das Gesäß auf den Fersen, die großen Zehen zeigen zueinander und die Stirn liegt am Boden.

Intensivere Variante: Seal

Seal stimuliert den unteren Rücken und die Faszien um das Iliosakralgelenk. Unserer Erfahrung nach empfinden Menschen, die einen Bandscheibenvorfall oder eine vorstehende Bandscheibe haben oder hatten, diese Haltung als therapeutisch wertvoll. Sofern vorsichtig und langsam geübt wird! Eine Stimulation ist erwünscht, aber keinesfalls Schmerzen. Wenn ihr in der Seal-Pose den Kopf in den Nacken streckt, stimuliert ihr die Schilddrüse.

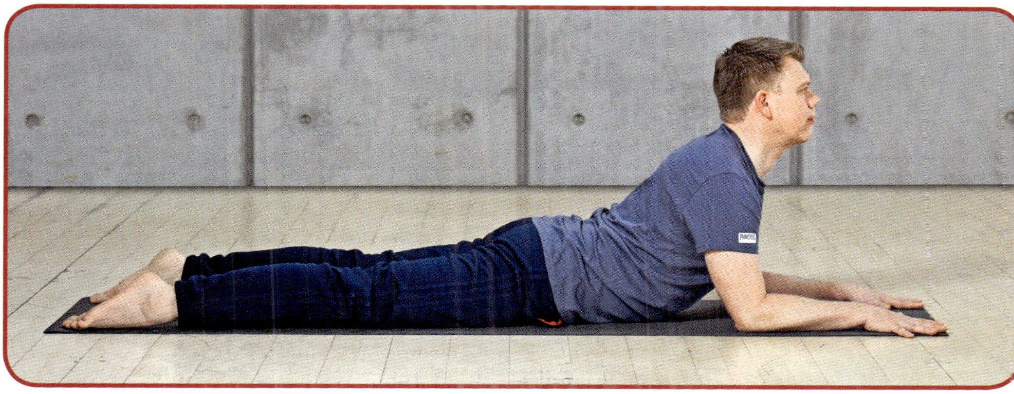

- Von der Sphinx-Position aus drückt ihr euch mit den Händen nach oben. Die Beine können dicht zusammengepresst oder weiter auseinandergespreizt sein, je nachdem wie intensiv ihr die Kompression im unteren Rücken spüren möchtet. Die Schultern können hoch- oder runtergezogen werden. Der Po ist angespannt oder locker.

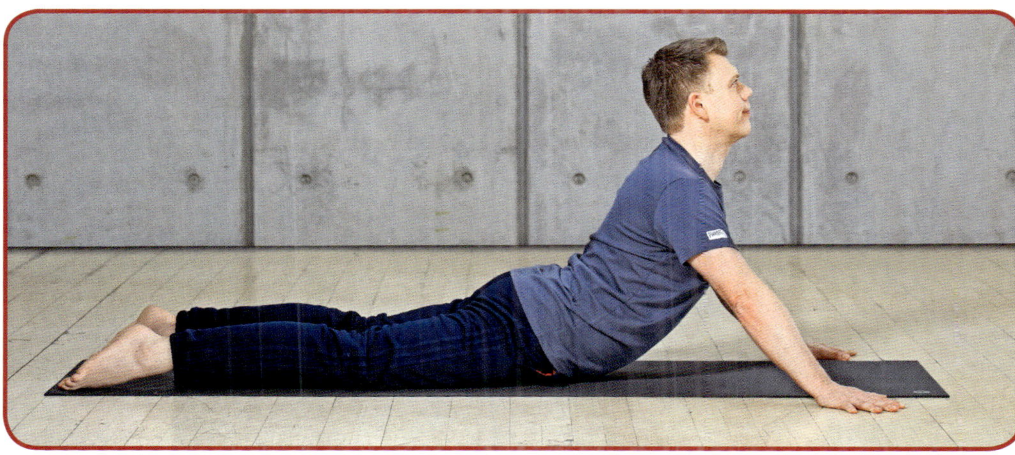

→ Target Zones: Iliosakralgelenk, unterer Rücken, Schultern, Nacken und gegebenenfalls die Schilddrüse

Happy Baby

Diese Position ist ein Hüftöffner. Ihr streckt den Rücken und dehnt die Hüften, hinzu kommt eine leichte Streckung der Oberschenkelrückseiten. Die Wirbel des unteren Rückens ziehen sich auseinander, wenn ihr die Beine wie Hebel benutzt und Richtung Boden presst.

- Legt euch auf den Rücken. Zieht mit dem Einatmen die Knie zur Brust. Streckt die Füße gen Decke, die Fußsohlen nach oben.
- Greift nun zu den Außenseiten der Füße. Wenn das schwierig ist, könnt ihr zwei Gürtel oder Schals zu Hilfe nehmen. Legt sie um je einen Fuß und greift mit jeder Hand zwei Enden.
- Öffnet nun die Knie mehr als oberkörperweit. Die Fußgelenke sollten direkt über dem jeweiligen Knie platziert sein.
- Zieht nun mit den Händen die Füße nach unten, sodass ein Widerstand entsteht. Kopf und Schultern sind entspannt. Sollte der Nacken überstreckt sein, legt eine gefaltete Decke zwischen den Kopf und die Schultern.
- Zwei Möglichkeiten könnt ihr in dieser Haltung ausprobieren: Lasst das Kreuzbein in der Luft (das entspannt die Faszien um das Iliosakralgelenk) oder lasst es in den Boden sinken (das stimuliert die Lendenwirbelsäule und dehnt die Oberschenkelrückseiten noch mehr).
- Bleibt für drei bis fünf Minuten so und lasst die Füße dann langsam wieder los.
- **Ausgleichsposition:** Legt euch in die Relax-Pose auf den Boden und entspannt den Rücken und die Beine.

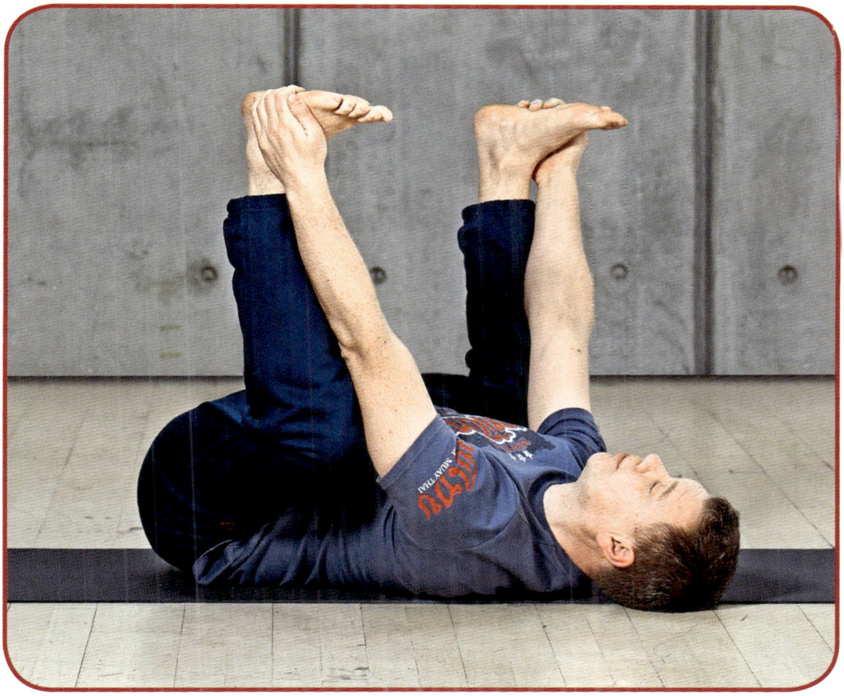

Leichtere Variante: Half Happy Baby

Alternativ könnt ihr nur einen Fuß halten, das andere Bein ist entweder ausgestreckt am Boden oder der Fuß ist aufgestellt und das Bein gebeugt. Oder ihr verschränkt die Hände unter den Knien.

➔ **Target Zones: Hüften, innere Leistengegend, Innenseiten der Oberschenkel, Kreuzbein, Rücken**

Relax

In dieser Position kommt ihr zur Ruhe. Ihr liegt bewegungslos auf dem Rücken und atmet ganz natürlich ein und aus. In der Waagerechten fließt eure Energie am leichtesten durch den ganzen Körper. Lasst hier alle Anspannung los und versucht in euren Gliedmaßen zu spüren, wo ihr noch loslassen könnt. Die Effekte dieser geistigen Entspannung im Yoga sind vergleichbar mit denen des autogenen Trainings oder der progressiven Muskelentspannung. In dieser Relax-Position findet die eigentliche Heilung statt. Sie bildet daher immer das Ende einer Übungsfolge.

- Legt euch auf den Rücken und öffnet leicht die Beine und Arme. Schließt die Augen und kommt ganz bei euch selbst an.
- Bleibt so für mindestens drei bis fünf Minuten und versucht, euch während dieser Zeit überhaupt nicht zu bewegen. Vermeidet auch alle unbewussten Bewegungen wie Nasekratzen oder Haare-aus-der-Stirn-Streichen. Alle äußeren Reize sind ausgeblendet, damit sich eure innere Welt vor euch auftun kann.

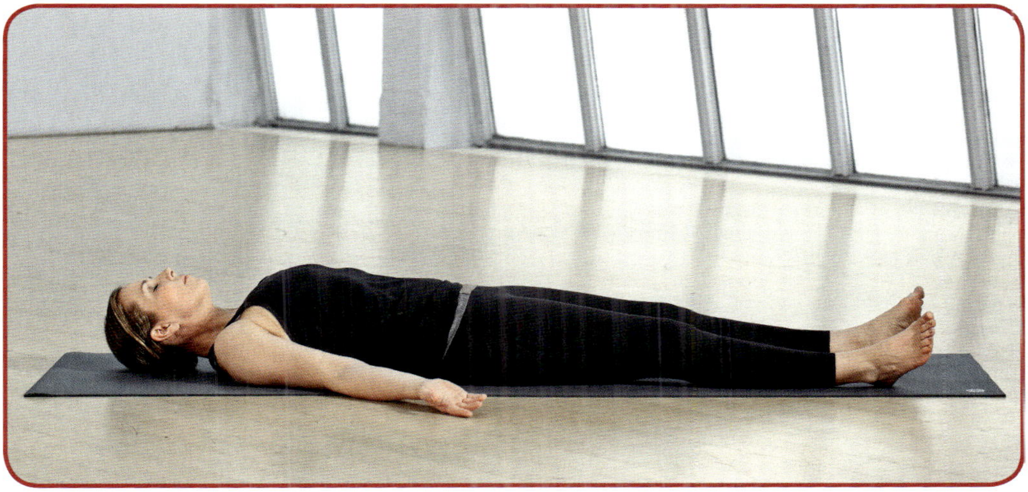

➔ Target Zones: Gesamte Muskulatur, Körper und Geist

Faszienmassagen mit dem Foamroller

Mehr Infos zum Foamroller und seiner Wirkung gibt es auf Seite 126.

Crash Test Hammies

Mit dieser Übung bringt ihr die Rückseiten der Oberschenkel in Form. Dieser Bereich tendiert zur Versteifung, und das verkleinert den Bewegungsradius der Hüfte. Mit dem Roller bringt ihr hier wieder Beweglichkeit hinein.

- Setzt euch mit ausgestreckten Beinen auf den Boden.
- Platziert den Roller unter euren Fußgelenken und hebt das Gesäß an. Stützt euch mit den Armen ab und rollt ganz langsam über den Roller, bis er am Gesäß ist. Dann wieder zurück zu den Fußgelenken.
- Praktiziert dieses Rollen für zwei bis drei Minuten.
- **Ausgleichshaltung:** Kommt zum Ausgleich anschließend in die Relax-Position: Rückenlage und entspannen.

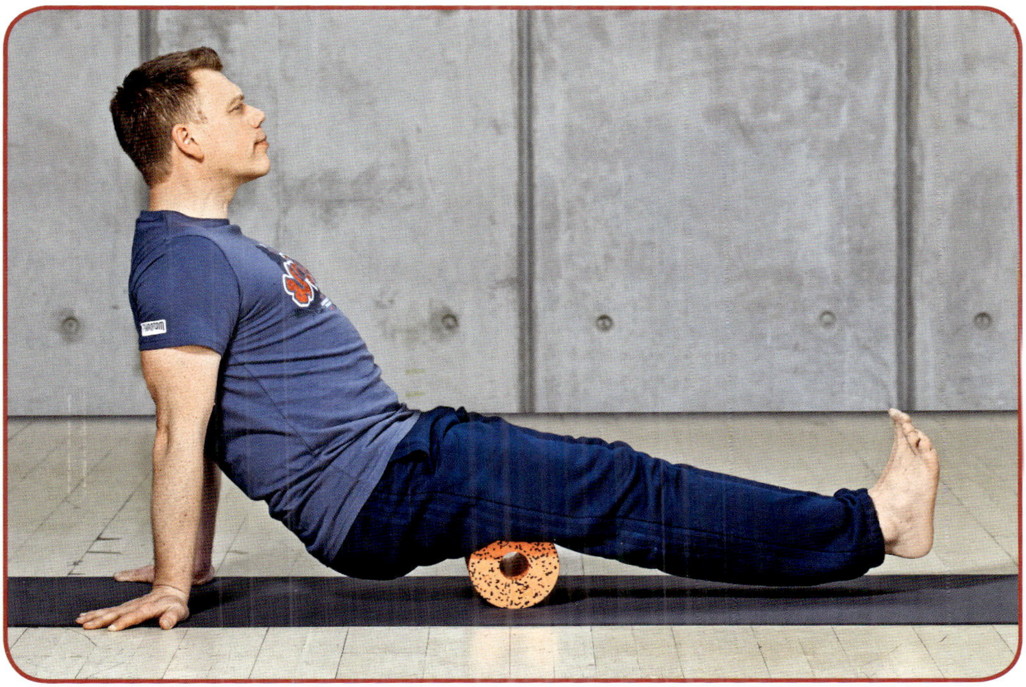

➔ **Target Zones: Waden, Beinbeuger (Hammies)**

Back Roll

Der Zielbereich dieser Übung ist der gesamte Rücken. Wir können gar nicht deutlich genug betonen, wie wichtig diese Massage ist. Besonders im unteren Rücken sitzen feste Bindegewebe und weitere fasziale Strukturen. Das Ausrollen führt – regelmäßig angewendet – zu einer steten Erneuerung des Bindegewebes im Rücken, das dann zudem umso besser immer wieder mit frischer Energie versorgt wird.

- Setzt euch auf den Roller.
- Neigt den Oberkörper nach hinten und verschränkt die Arme vor der Brust oder hinter dem Kopf. Rollt jetzt langsam den Rücken hinauf, bis ihr am Nacken angekommen seid. Danach rollt ihr wieder langsam nach unten.
- Macht das Ganze für zwei bis drei Minuten.
- Ausgleichshaltung: Kommt zum Ausgleich wieder in die Relax-Position.

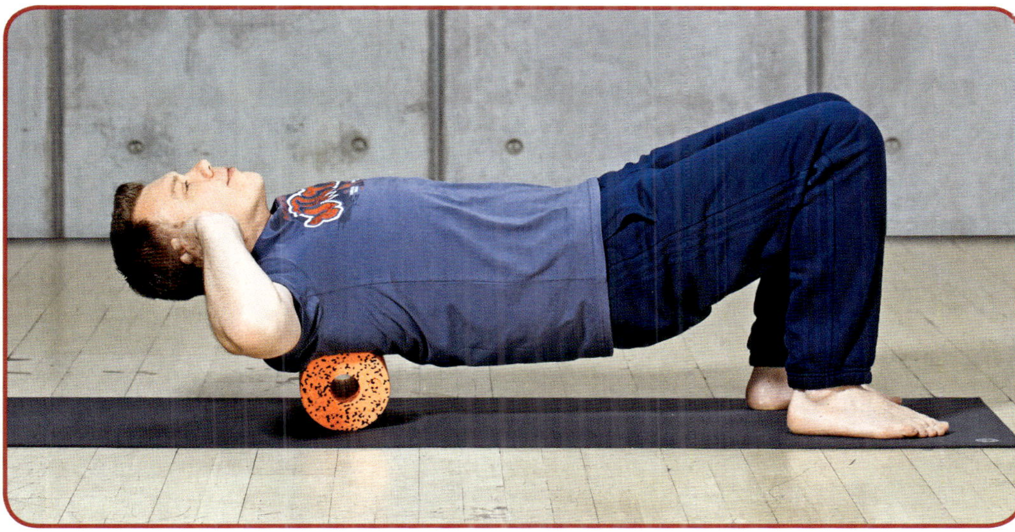

→ **Target Zones: unterer Rücken und oberer Rücken**

Thigh Gap Roll

Die Innenseite der Oberschenkel ist beim überwiegenden Teil der westlichen Menschen nicht annähernd so fest und stabil wie die Außenseite der Beine. Um diese Dysbalance auszugleichen, steuern wir mit dieser Massage diese Zone an. Besonders hier im weichen Gewebe ist die Wirkung des Rollers sehr stark. Ihr werdet den Effekt sofort spüren.

- Legt euch auf den Bauch. Winkelt ein Bein an und spreizt es zur Seite ab.
- Legt euch den Roller unter den Oberschenkel und rollt auf ihm langsam bis zur Knie-Innenseite. Wenn ihr unten angekommen seid, rollt langsam wieder nach oben.
- Praktiziert diese Bewegungen für zwei bis drei Minuten und massiert dann auch das andere Bein.
- **Ausgleichshaltung:** Legt euch einfach auf den Bauch.

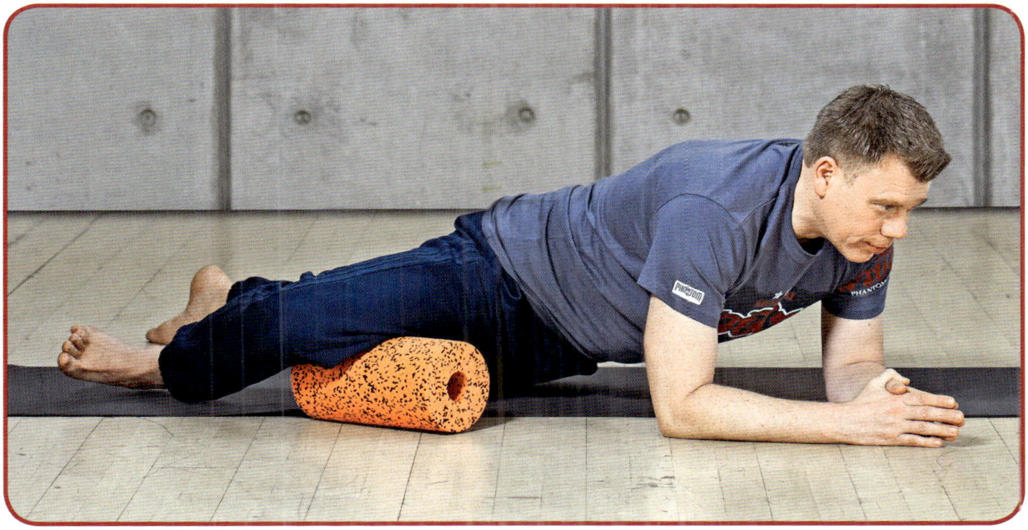

➔ **Target Zone: Innenseite der Oberschenkel (Adduktoren)**

IT-Band-Roll

An der Außenseite unserer Beine befindet sich der Iliotibialtrakt. Das ist eine muskuläre und fasziale Verbindung von der Hüfte bis hinunter zum Fußgelenk. Die Hauptaufgabe dieser Konstruktion ist es, unsere Beine zu stabilisieren, beispielsweise beim Laufen, und nach außen zu bewegen. Deswegen heißen die Muskeln dort auch Abduktoren. Bei zu starker Beanspruchung wird der Bereich fest – er reagiert damit auf die Belastungen, die auf ihn einwirken. Besonders im Hinblick auf die Gesundheit eurer Knie ist eine Rollmassage dieser Gegend wertvoll.

- Setzt euch gerade hin und dreht euch dann auf eine Seite.
- Platziert den Roller unter der Hüfte und lasst das andere Bein aufgestellt. Rollt jetzt langsam von oben bis hinunter zum Fußgelenk. Wenn ihr am Unterschenkel seid, kann das Bein gerade bleiben, aber ihr könnt es auch abknicken. Danach kommt ihr wieder nach oben.
- Ein Durchgang sollte auch hier zwei bis drei Minuten dauern. Danach die andere Seite massieren.
- **Ausgleichsposition:** Legt euch auf den Rücken, Relax-Position.

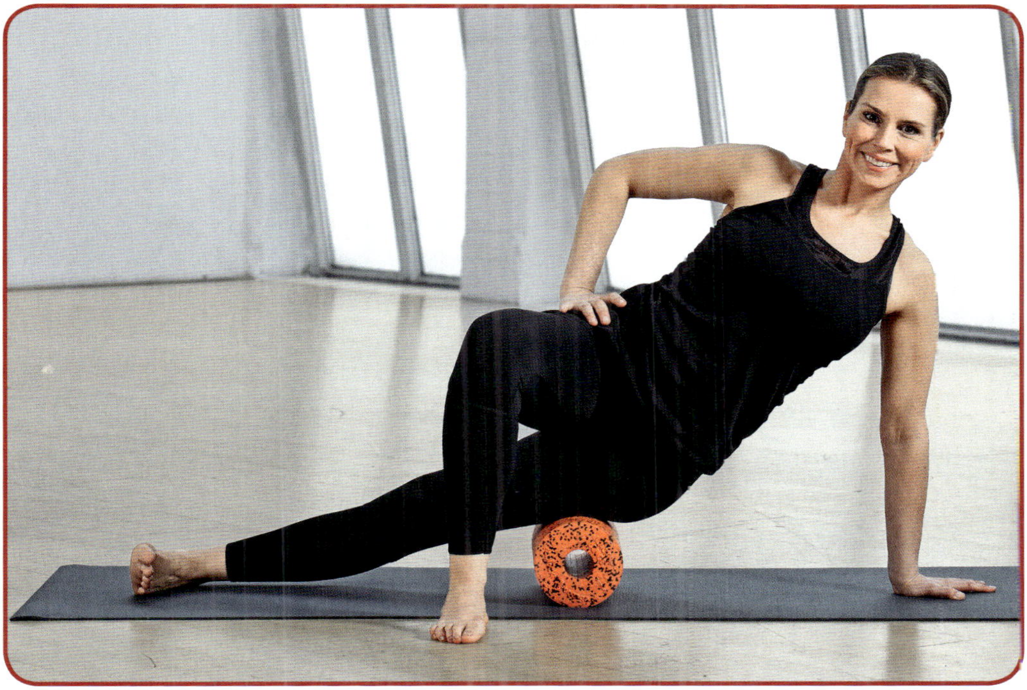

→ **Target Zones: Außenseite der Beine (Abduktoren), Iliotibialtrakt**

Brazilian Butt Roll

In unserem Gesäß befindet sich der größte Muskel des Körpers (nicht der stärkste, das sind die Kiefermuskeln). Er heißt *Glutaeus maximus* und ist der zentrale Muskel für die Aufrichtung im Becken. Von ihm aus strecken sich fasziale Strukturen nach oben in den Rücken und abwärts in die Beine. Da wir alle in der Regel viel sitzen, bauen sich dort leicht Spannungen auf. Die folgende Übung baut diese ab und lässt mit der Zeit auch Verklebungen und Verhärtungen verschwinden.

- Setzt euch mit einer Pobacke auf den Roller. Stellt die Hände hinter eurem Gesäß auf den Boden.
- Rollt jetzt zwischen dem oberen Beckenknochen und dem Sitzbeinhöcker der Seite, die gerade massiert wird, hin und her.
- Macht diesen Roll zwei bis drei Minuten lang und wechselt danach auf die andere Seite.
- **Ausgleichsposition:** Legt euch auf den Rücken, Relax-Position.

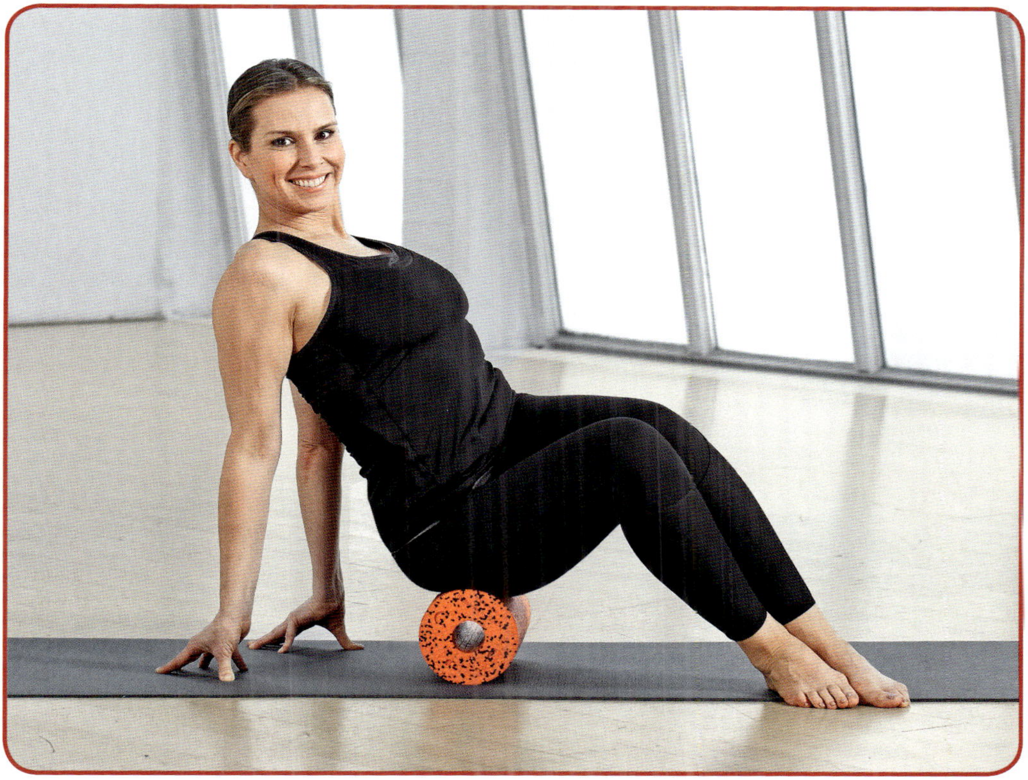

➔ **Target Zone: Gesäßmuskel**

TFL Roll

Die Vorderseite eurer Beine ist die Zielzone dieser Übung. Das Bindegewebe dort wird im Alltagsleben sehr selten stimuliert. In der Rollmassage werdet ihr merken, wie sich eure Muskeln und Faszien entspannen und der Reparaturimpuls an die Faszien gesendet wird.

- Legt euch auf den Bauch und kommt entweder auf die Unterarme oder auf die Handflächen.
- Legt den Roller dicht unterhalb der Hüften unter die Oberschenkel.
- Rollt euch jetzt langsam hinunter in Richtung der Knie. Um vom Oberschenkel zum Unterschenkel zu wechseln, rollt nicht über die Knie. Startet knapp unterhalb der Kniescheibe neu und rollt jetzt die Schienbeine abwärts in Richtung Fußgelenke. Unten angekommen geht ihr den umgekehrten Weg wieder zurück.
- Wieder sollte die Massage zwei bis drei Minuten dauern.
- **Ausgleichsposition:** Legt euch auf den Bauch zum Entspannen.

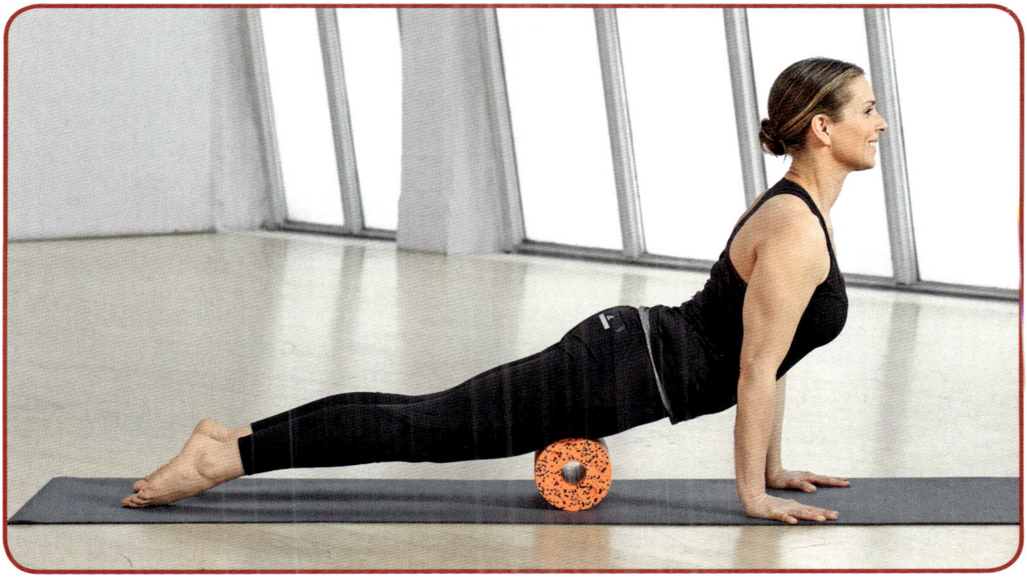

➔ **Target Zone: Vorderseite der Beine**

Pretty Knees

In dieser Übung beschäftigen wir uns mit der Schienbeinmuskulatur. Sie beginnt am Unterschenkel knapp unterhalb der Knie und ist für die Beugung des Fußes verantwortlich. Bei Fehlstellungen der Füße kann es zu Problemen in diesem Bereich kommen, von denen auch die Faszien betroffen sein können. Durch das Ausrollen belebt ihr diese Teile des Körpers neu und stoßt die Regeneration an.

- Kommt auf die Knie und legt euch den Roller kurz unterhalb der Knie unter die Schienbeine.
- Jetzt neigt euch leicht zu einer Seite und rollt die Außenseite der Waden herunter. Anschließend rollt ihr wieder nach oben und zur anderen Seite geneigt erneut nach unten.
- **Ausgleichsposition:** Legt euch auf den Rücken, Relax-Position.

Fordernde Variante

- Ihr könnt auch nur ein Knie auf dem Roller ablegen und das andere Knie in dessen Kniekehle abstützen. Dabei erhöht ihr den Druck stark, wir empfehlen diese Variante nicht ganz am Anfang der Übungspraxis, sondern eher für die Zeit, wenn ihr schon etwas Routine beim Rollen habt.

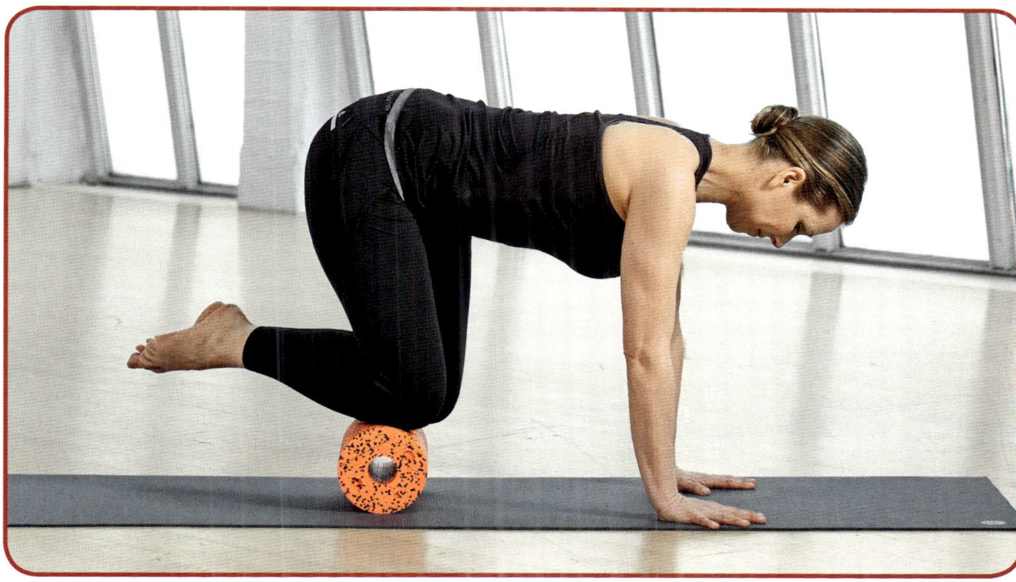

➔ **Target Zones: Schienbeinmuskulatur, Knie**

Die Sequenzen

Hier folgen fünf Übungsreihen: ein komplettes Faszientraining in der Kombination von Yin-Yoga und Foamroller-Massagen, ein Programm für die Beine, eins für den Rücken, eins gegen Stress und eine Faszien-Detox-Sequenz. Sucht euch aus, was euch anspricht oder euren Zielen bzw. Beschwerden entspricht – und dann übt es wirklich regelmäßig. So wird sich viel tun und zum Besten wenden.

Neue Sequenzen und Anregungen für eure Praxis findet ihr regelmäßig auf unserer Website im Online-Studio:
www.poweryogagermany.de/online-studio.html

Complete-Body-Faszientraining

In dieser Sequenz widmen wir uns den Kernzonen des Körpers und kombinieren die therapeutischen Übungen auf dem Schaumstoffroller gezielt mit Yin-Yoga-Asanas. Der Roller ist ein tolles Gerät, um sich selbst zu massieren und die eigenen Faszien zu stimulieren. In unserem Fasziennetz bilden sich durch alle möglichen Alltagsaktivitäten ständig neue Verklebungen und verhärtete Stellen. Unser Körper hat unentwegt damit zu kämpfen, ob wir nun aktiv sind oder ruhen. Therapeuten nutzen diese Stellen als Triggerpunkte und lösen sie dann mit manueller Therapie. Das könnt ihr in Zukunft selbst machen.

Wenn ihr die beschriebenen Zonen ausrollt, werdet ihr Stellen entdecken, die durch den Druck des Rollers mehr Schmerz produzieren als andere. Über diese Stellen müsst ihr dann mehrfach langsam rollen, dann lösen sich diese faszialen Spannungen auf und damit auch die Schmerzempfindlichkeit. Gleichzeitig wird die Spannung im gesamten Netz abgebaut, dadurch können sich auch Schmerzen an weiter entfernten Orten auflösen.

Eine regelmäßige Wiederholung dieser Übungen beugt einer erneuten Bildung dieser Verspannungen und Verhärtungen vor, deswegen ist eine ausdauernde Praxis sehr empfehlenswert.

Den Kern unserer körperlichen Existenz bilden Wirbelsäule und Kopf. Auf Extremitäten wie Arme und Beine kann man zur Not verzichten und trotzdem weiterleben. Ohne unsere Tragachse in der Mitte des Oberkörpers geht aber nichts. Die untere Kontaktstelle zum Becken – das Iliosakralgelenk – und damit auch zu unseren Beinen und Füßen beeinflusst maßgeblich unsere Haltung. Genau hier setzt die Complete-Body-Sequenz an.

Ihr löst Verspannungen zwischen den Fußgelenken und dem Hinterkopf, also auf der oft vernachlässigten gesamten Rückseite des Körpers. Zusätzlich sorgt ihr für geschmeidig bewegliche Hüften. Das ermöglicht euch, eventuelle Fehlhaltungen leichter auszugleichen. Das kann das Laufen auf hochhackigen Schuhen oder eine arbeitsbedingte gekrümmte Haltung oder sonst etwas sein.

Das Komplettprogramm

Lasst eure Roller-Sequenz etwa zwei bis drei Minuten pro Übung dauern. Wenn der Schmerz zu groß ist, nehmt etwas Körpergewicht vom Druckpunkt. Je langsamer ihr rollt, desto tiefer gehend ist die Wirkung. Wiederholt diese Sequenz regelmäßig, zwei- oder dreimal die Woche. Öfter ist nicht ratsam, der Körper braucht die Zeit, um die angestoßenen Reparaturarbeiten auch auszuführen.

Complete-Body-Faszientraining mit Yin-Yoga

(Gesamtdauer: 33 Minuten)

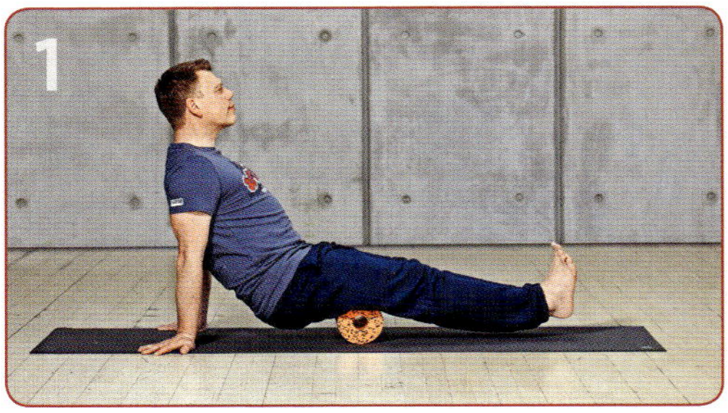

Crash-Test-Hammies, beide Seiten gleichzeitig, 2 Minuten (Seite 112)

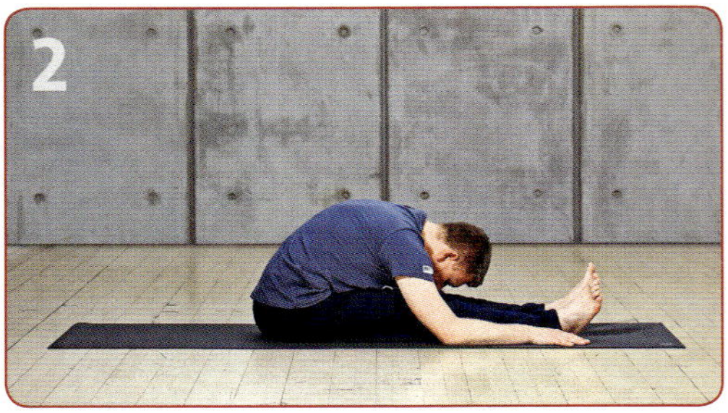

Caterpillar, 3 Minuten (Seite 94)

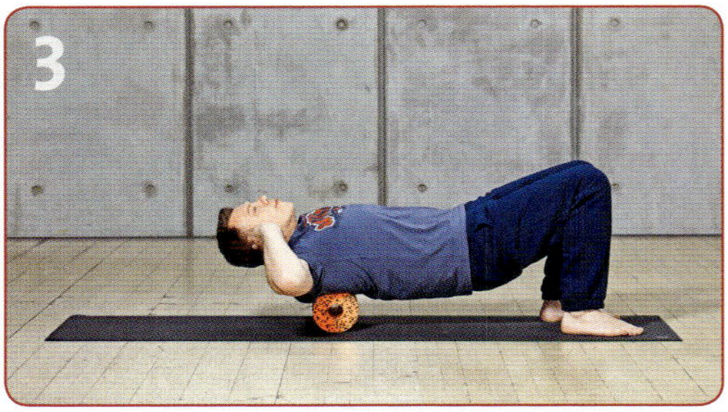

Back Roll, 2 Minuten (Seite 114)

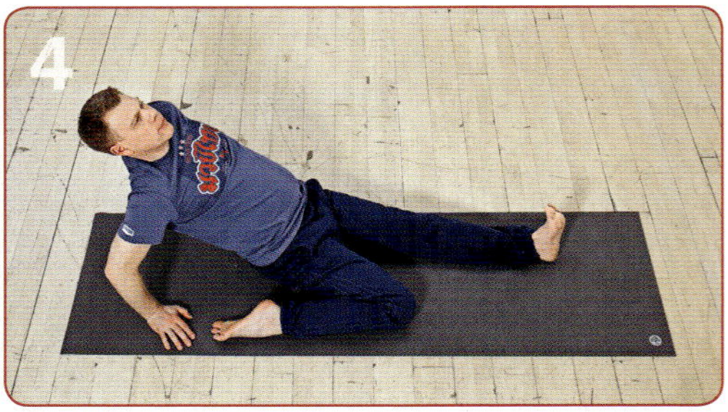

Half Saddle, rechts, 3 Minuten (Seite 84)

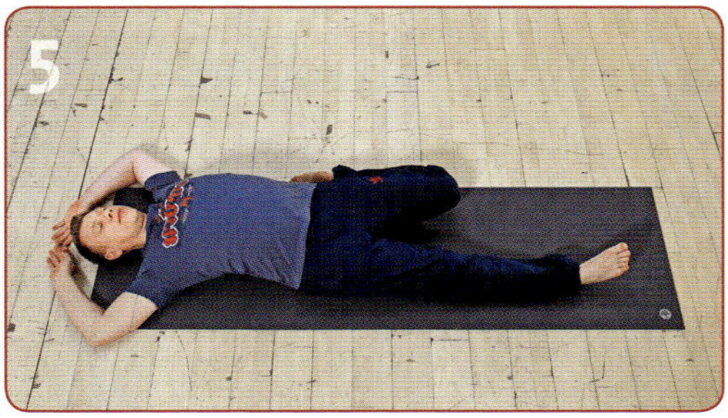

Half Saddle, links, 3 Minuten (Seite 84)

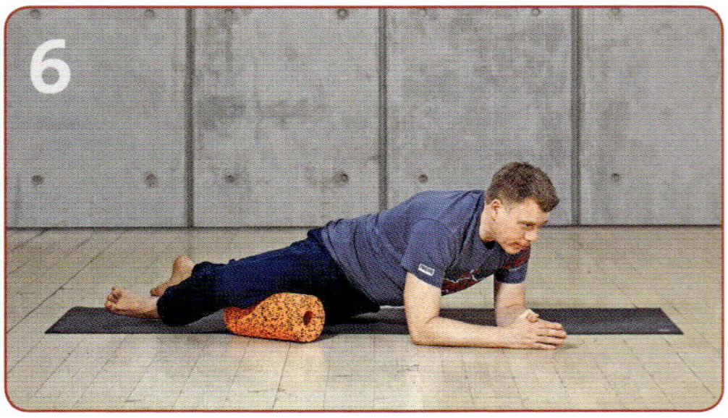

Thigh Gap Roll, rechts, 2 Minuten (Seite 116)

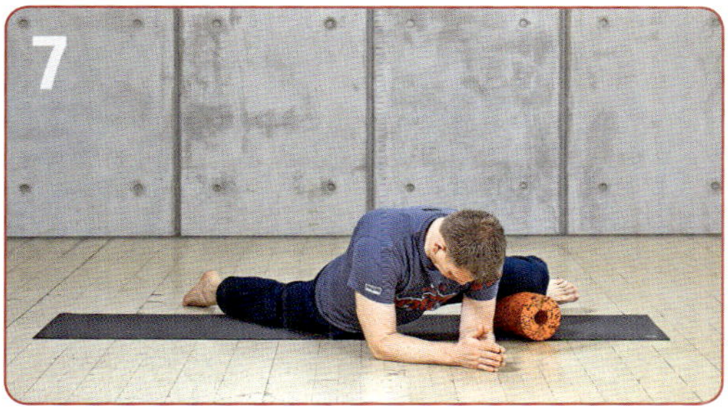

Thigh Gap Roll, links, 2 Minuten (Seite 116)

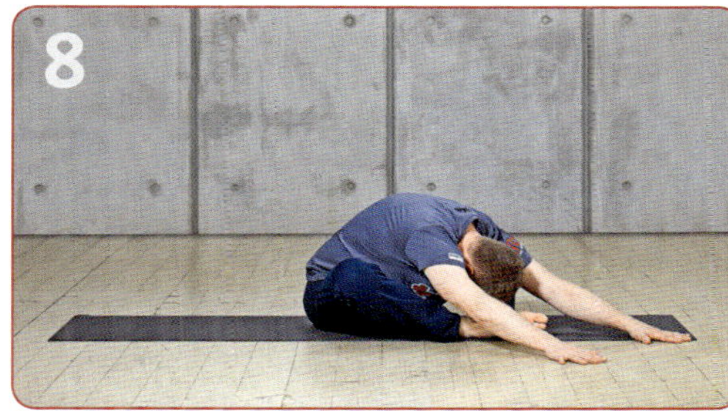

Butterfly, 3 Minuten (Seite 88)

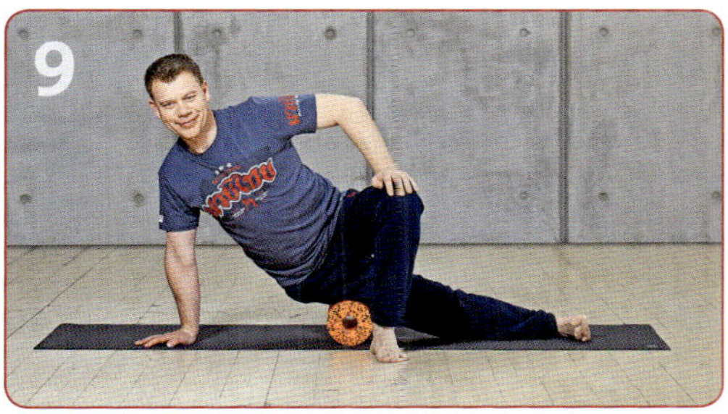

IT-Band-Roll, rechts, 2 Minuten (Seite 118)

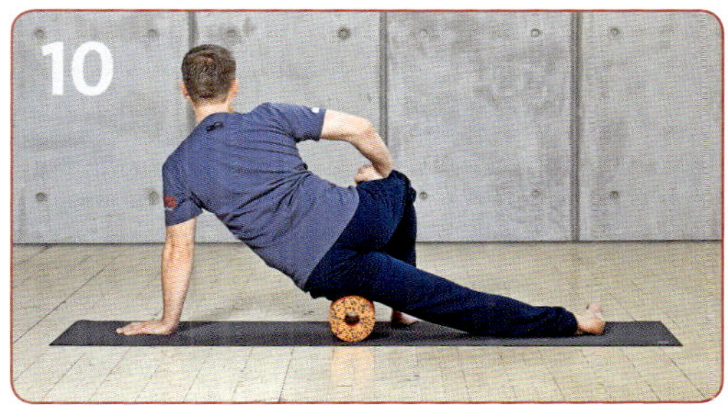

IT-Band-Roll, links, 2 Minuten (Seite 118)

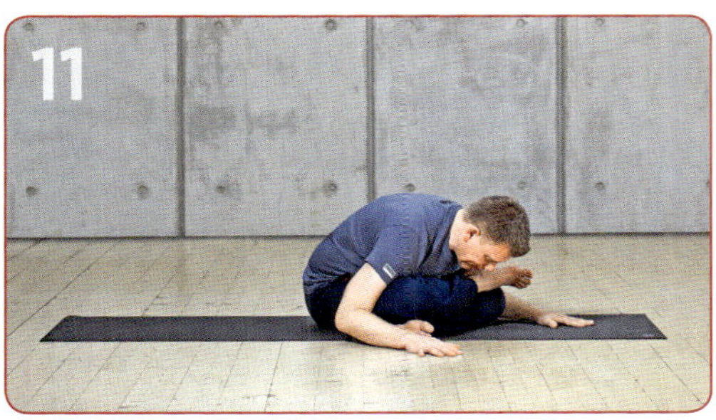

Square, rechts, 3 Minuten (Seite 90)

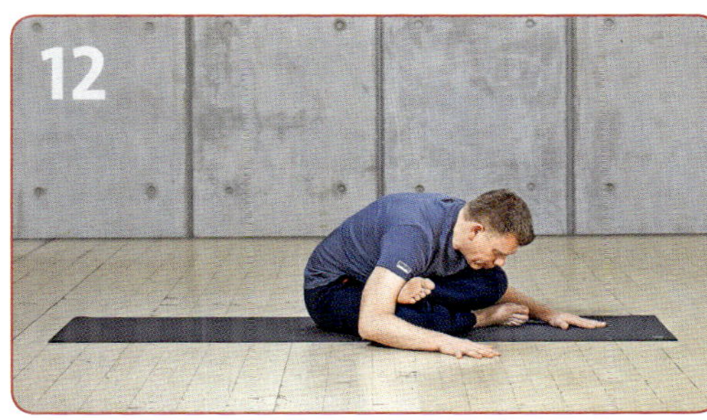

Square, links, 3 Minuten (Seite 90)

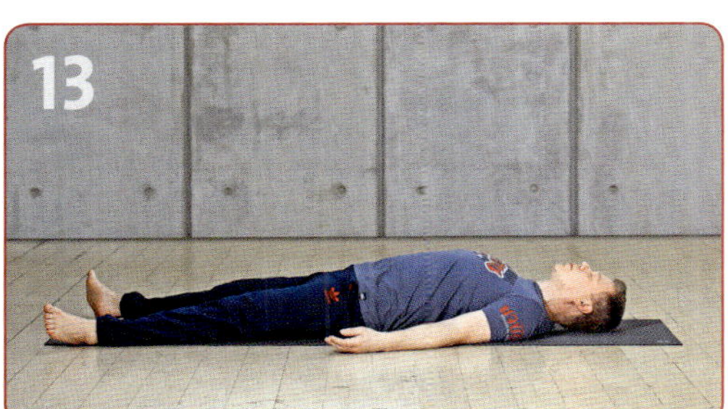

Relax, 3 Minuten (Seite 110)

Yin-Yoga-Sequenz für die Beine

Die Beine tragen uns durch unser Leben. Sie geben uns die Mobilität, die wir brauchen, um erfüllt zu sein und unsere Ziele zu erreichen. Der ganze menschliche Bewegungsapparat ist auf Bewegung ausgelegt und die Beine wandeln sie in Mobilität um. Weil sie so wichtig sind, widmen wir den Beinen ein eigenes Programm. Diese Sequenz verhilft euch dazu, dass sie fit und beweglich werden oder bleiben.

Physiologisch gesehen sind die Beine die Verbindung zwischen den Füßen und dem Becken. Die Art und Weise, wie wir stehen und gehen, beeinflusst unsere Gesundheit enorm. Die Dehnbarkeit der Oberschenkel, der Vorder- wie der Rückseite, hat einen ganz entscheidenden Einfluss auf die Beckenstellung und damit wiederum auf die Haltung. Seid ihr auf der Vorderseite der Beine verkürzt, kippt sich euer Becken nach vorn. Salopp gesagt streckt ihr den Hintern heraus. Das führt dazu, dass der restliche Körper diese Fehlstellung ausgleichen muss. In diesem Fall beugt sich der Rücken tendenziell in ein Hohlkreuz, denn er muss sich aufrichten, damit der Kopf gerade sitzen und geradeaus blicken kann. Auf lange Sicht führt das zu Verkrampfungen in den betroffenen Muskelbereichen und faszialen Arealen. Meistens spürt ihr dann Druck oder Schmerz in der großen Lumbalfaszie.

Energetisch gesehen gibt es eine Kraft- und Stabilitätslinie, die von den Ballen der großen Zehen an den Innenseiten der Beine entlang bis zum unteren Rücken verläuft. Damit wir diese auch tatsächlich nutzen können, ist es am effektivsten, wenn wir die Verbindung zwischen Füßen und Becken so dehnen und kräftigen, dass die Energie frei fließen kann.

Genau dazu dient die Übungssequenz auf der folgenden Doppelseite. Auch sie nutzt eine Auswahl der Übungen, die ihr bereits detailliert kennengelernt habt, und kombiniert sie so, wie es für die Beine am besten ist. In dieser Sequenz öffnet ihr insbesondere die Leistengegend, die Hüftbeuger und die Vorder- und Rückseite der Oberschenkel. Eure Beine sollen ja nicht nur fit und gut trainiert, sondern auch flexibel sein. Dann arbeiten alle Systeme in diesem Bereich optimal. Und, für die Damen: Diese Sequenz macht die Beine auch besonders schön.

Hilfen für die Bein-Sequenz

In der Frog-Position könnt ihr euch eine Decke unter beide Knieinnenseiten legen, um eventuelle Druckschmerzen zu vermeiden. In der Straddle-Position könnt ihr eure Beine strecken oder in den Knien locker lassen, aber lasst die Füße auf jeden Fall entspannt. Wenn dieser Sitz nicht möglich ist, versucht es, so gut es geht, und legt euch ein Handtuch oder ein Kissen unter die Kniekehlen. Das macht es leichter.

Yin-Yoga für die Beine

(Gesamtdauer: 30 Minuten)

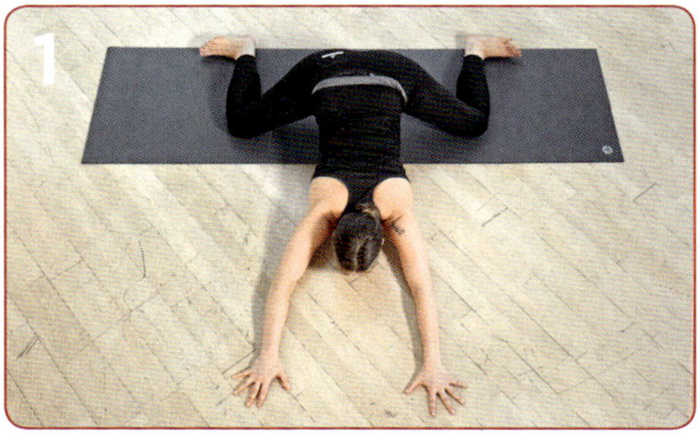

Frog, 3 Minuten (Seite 104)

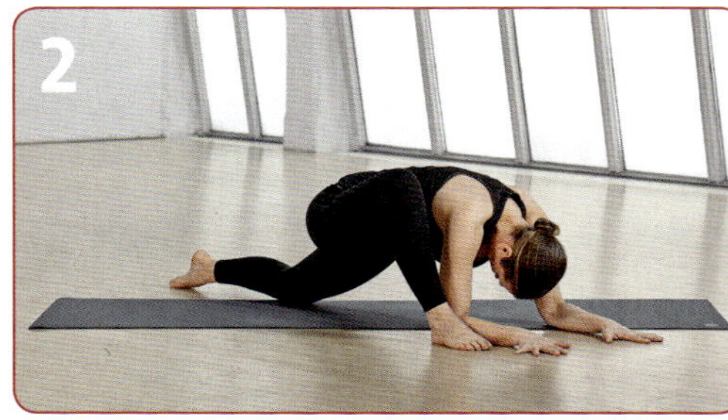

Dragon Flying Low, rechts, 3 Minuten (Seite 81)

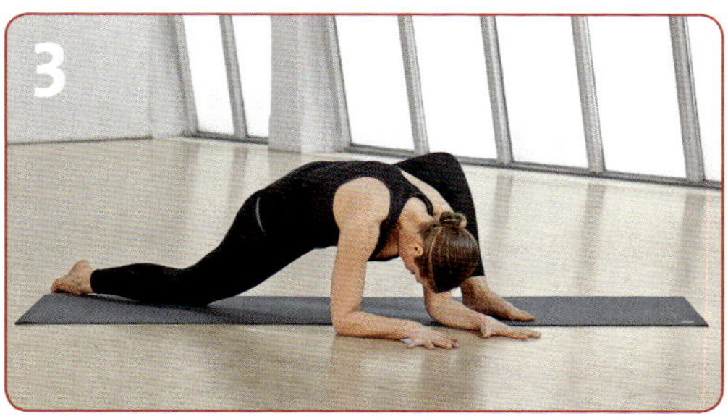

Dragon Flying Low, links, 3 Minuten (Seite 81)

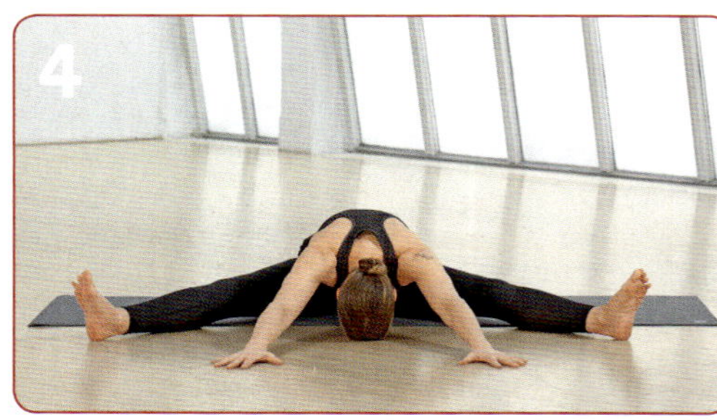

Straddle, 3 Minuten (Seite 78)

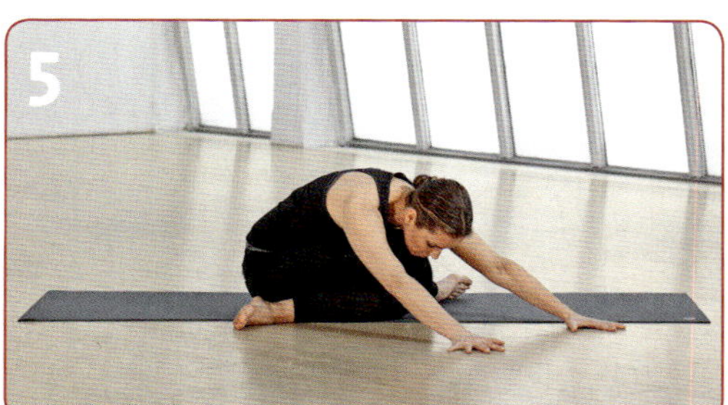

Shoelace, rechts, 3 Minuten (Seite 82)

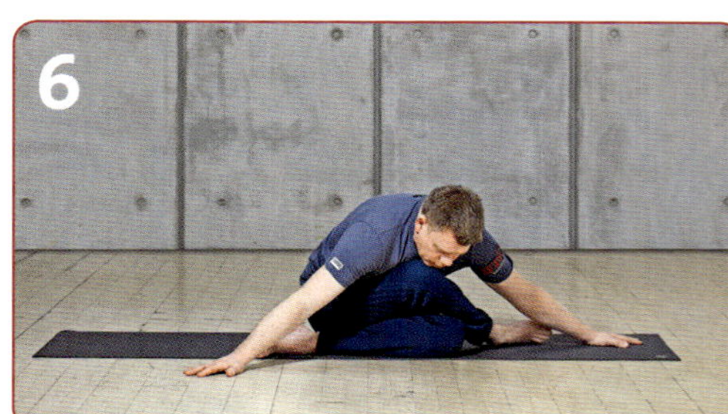

Shoelace, links, 3 Minuten (Seite 82)

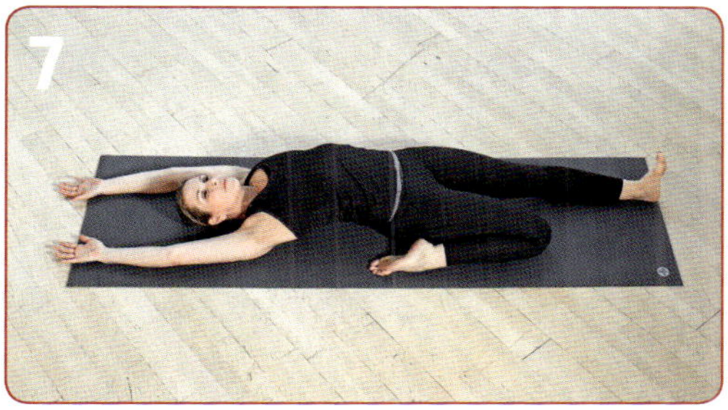

Half Saddle, rechts, 3 Minuten (Seite 84)

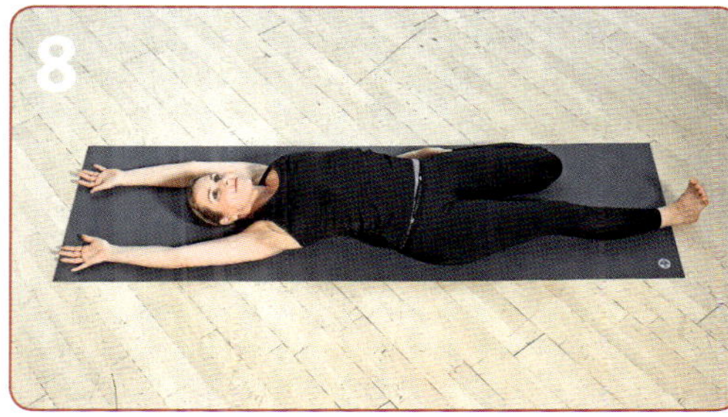

Half Saddle, links, 3 Minuten (Seite 84)

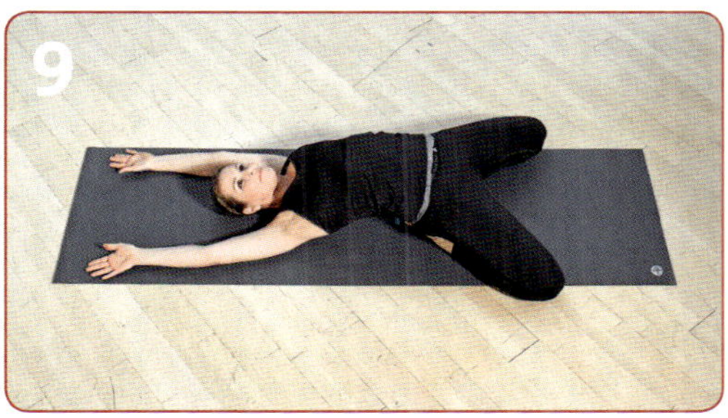

Full Saddle, 3 Minuten (Seite 86)

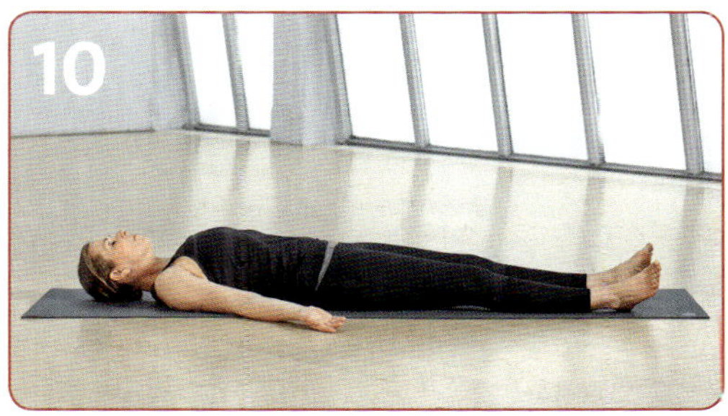

Relax, 3 Minuten (Seite 110)

Yin-Yoga-Sequenz für den Rücken

Unser Rücken ist die tragende Säule in unserem Organismus. Ungleichgewichte in dieser Zone greifen dadurch meistens auch auf den Rest des Körpers über. Deswegen haben wir diesem tragenden Element eine eigene Sequenz gewidmet. Denn ein starker Rücken steht für Stabilität – auf der Matte beim Üben und außerhalb des Yoga-Studios, im Leben.

»Haltung« hat in unserer Sprache nicht nur mit der reinen Körperhaltung zu tun. Es geht bei diesem Wort auch darum, sich innerlich aufzurichten und aufrecht durchs Leben zu gehen. Wir wollen nichts »hinter dem Rücken« verstecken und uns schon gar nicht von Trends und Moden verbiegen lassen, statt uns um die wirklichen Themen in unserem Leben zu kümmern. Für diese, die wirklich zentralen Dinge brauchen wir ein starkes und gleichzeitig flexibles Rückgrat. Das folgende Programm, regelmäßig praktiziert, kann dabei bestens helfen.

Auf der mechanischen Ebene bewegen wir unsere Wirbelsäule dabei in ihren drei Hauptrichtungen: Vorwärtsbeuge, Rückwärtsbeuge und Drehung. Diese Übungssequenz wirkt präventiv, wenn euer Rücken gesund ist, und kann einen Heilungsprozess unterstützen, wenn es Probleme gibt. Gerade hier ist es wichtig, keinerlei Ehrgeiz oder anderweitige Gedanken in diese Richtung aufkommen zu lassen.

In der Sequenz beginnen wir mit zwei etwas stärker yang-orientierten Positionen. Die erste, Dangling, ist die Vorwärtsbeuge im Stehen. Lasst den Nacken dabei total entspannt, der Kopf baumelt sanft hin und her. Es ist wichtig, dass der Körper diesen Entspannungszustand »lernt«, um ihn später möglichst von allein abrufen zu können, wenn es im Alltag nötig ist.

Im darauffolgenden Squat öffnet ihr zwar vorn die Hüften, aber ihr stimuliert gleichzeitig auch das Iliosakralgelenk auf der Rückseite. Es ist die Basis für den Rücken und seine Aufrichtung, also eine sehr wichtige Stelle im

Körper. Sanftes und regelmäßiges Üben, wir empfehlen zwei- bis dreimal pro Woche, hält eure tragende Säule gesund und stabil. Vor allem wenn ihr viel im Sitzen am Schreibtisch arbeitet. ist das wichtig.

Sanft ist wirkungsvoll

Besonders der Rücken ist in unserer eher bewegungslosen Gesellschaft ein anfälliger Patient geworden. Die Verhärtung der faszialen Strukturen und muskuläre Degeneration können dabei zu Schmerzen führen. Beachtet in dieser Sequenz genau die Signale, die euer Körper euch sendet. Wenn irgendwo Schmerzen entstehen, hat das immer einen Grund. Bleibt in eurer Praxisintensität moderat. Mit unserer Routine könnt ihr Rückenproblemen vorbeugen und bestehende Beschwerden lindern. Ehrgeiz ist dabei immer fehl am Platz, praktiziert entspannt, regelmäßig und mit einem wachen Gespür für eure Bedürfnisse.

Yin-Yoga für den Rücken

(Gesamtdauer: 30 Minuten)

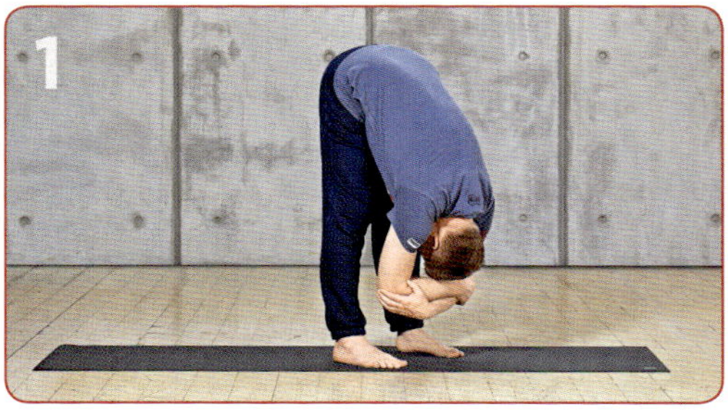

Dangling, 3 Minuten (Seite 76)

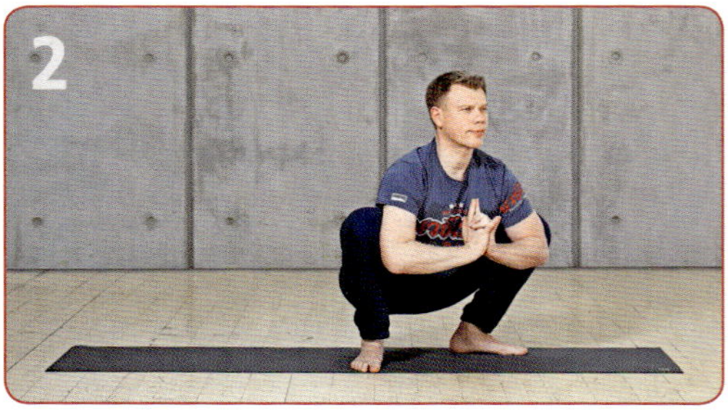

Squat, 3 Minuten (Seite 102)

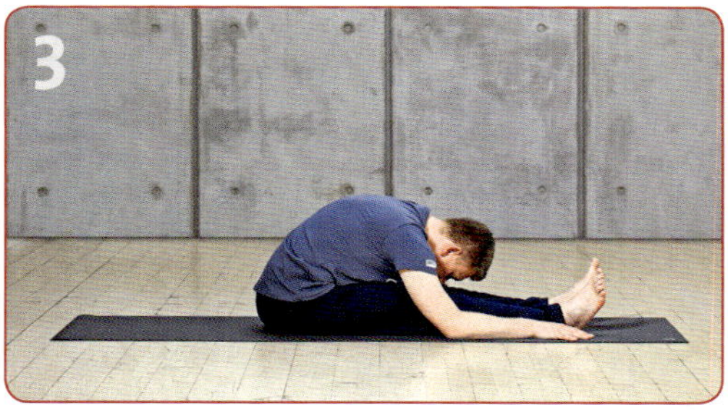

Caterpillar, 3 Minuten (Seite 94)

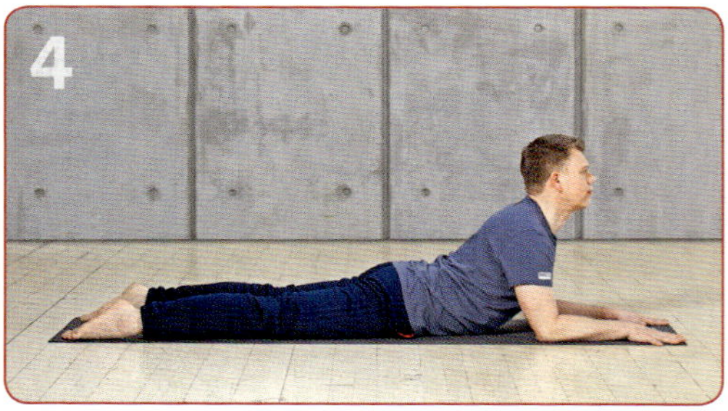

Sphinx, 3 Minuten (Seite 106)

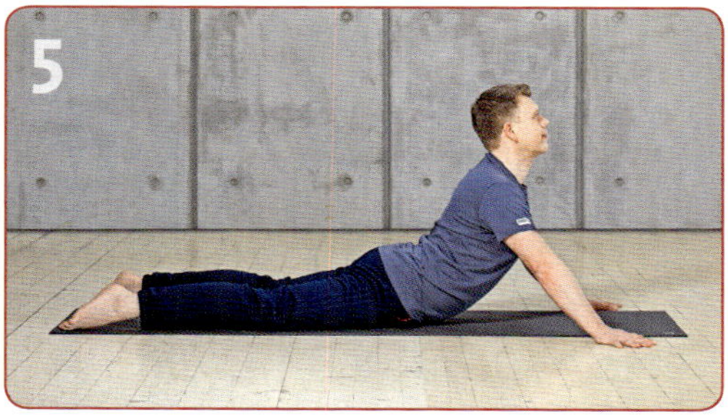

Seal (oder noch mal Sphinx), 3 Minuten (Seite 106)

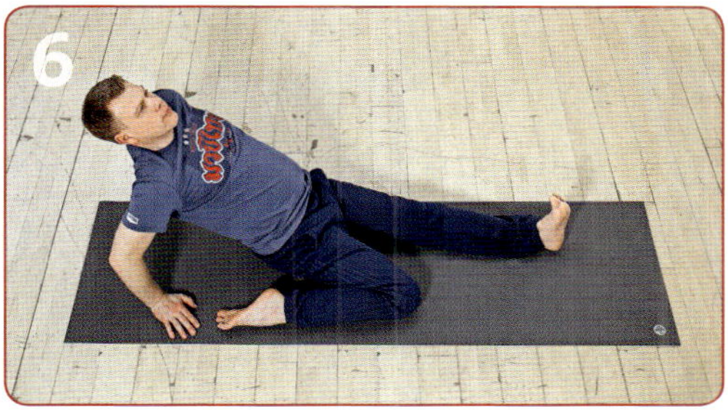

Half Saddle, rechts, 3 Minuten (Seite 84)

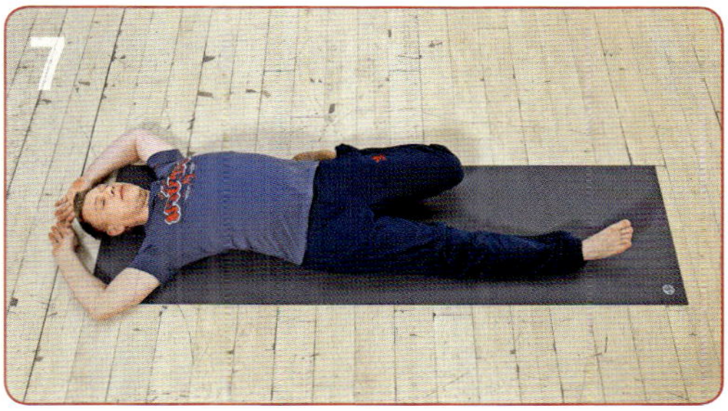

Half Saddle, links, 3 Minuten (Seite 84)

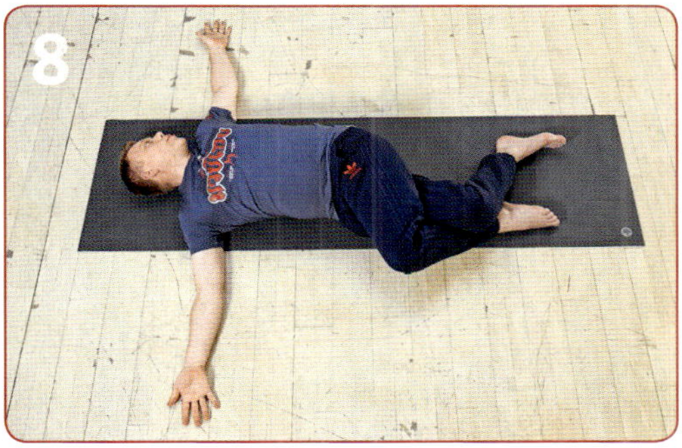

Twisted Root, rechts, 3 Minuten (Seite 98)

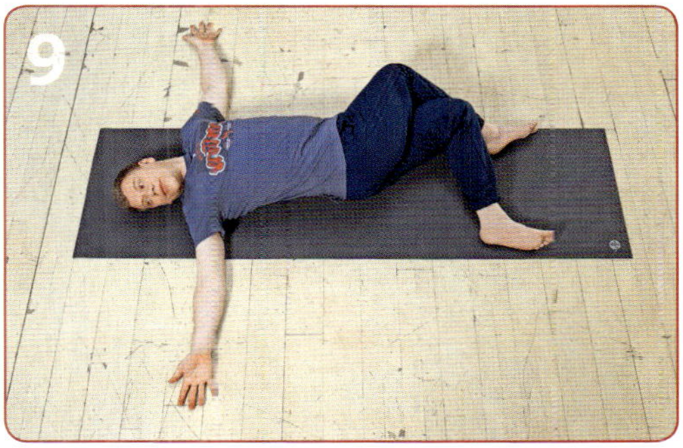

Twisted Root, l nks, 3 Minuten (Seite 98)

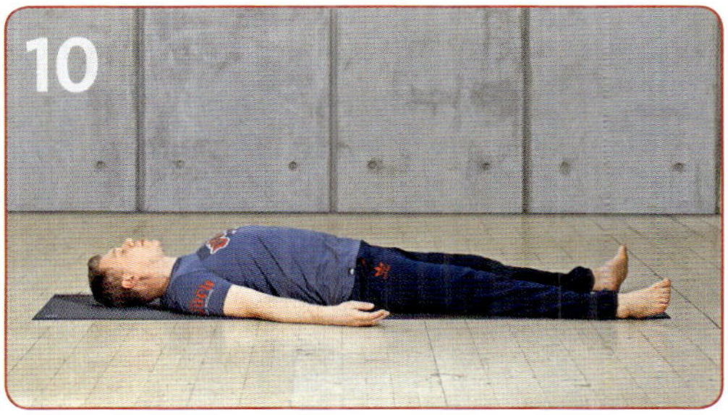

Relax, 3 Minuten (Seite 110)

Anti-Stress-Programm

Über Stress haben wir im Kapitel »Wirkung« schon viel gesprochen. Die folgende Sequenz hat den Zweck, euch beim Stressabbau zu unterstützen. Durch die konkrete und direkte Verbindung zwischen Körper und Geist könnt ihr mit Yin-Yoga-Übungen tatsächlich Einfluss auf euer Seelenleben nehmen. Mit den Vorwärtsbeugen, die in dieser Übungsfolge den größten Anteil haben, arbeitet ihr introspektiv. Das heißt, ihr schaut nach innen. Ihr verabschiedet euch von möglichst vielen äußeren (Stress-)Faktoren und Eindrücken und findet zurück zu Ruhe und Ausgeglichenheit. Neben den mechanischen Aspekten der Yin-Yoga-Haltungen, wie zum Beispiel der Streckung der Körperrückseite, wirkt eine weitere Facette: Ihr klappt euch im übertragenen Sinne ein und geht mit der Aufmerksamkeit weit nach innen. Hektik und Druck lösen sich auf, die Dinge werden klarer.

Der yogische Aspekt Aparigraha wird in diesem Programm besonders deutlich. Aparigraha bedeutet eben, die Sinne zurückzuziehen, um eine stärkere Verbindung zum inneren Universum herzustellen. Die Praxis gleicht einer Meditation, ohne dass sie die sonstigen äußeren Attribute dafür trägt. Der Zustand der körperlichen Ruhe findet hier besonders gut spürbar seine Entsprechung im mentalen Bereich.

Die Wirkung geht tiefer, als man anfangs meint: Seit Jahrtausenden tragen wir bestimmte Urreflexe mit uns herum. Einer davon ist der Fluchtreflex. Wenn unser Körper in einer unangenehmen Position verweilt, wird dieser Reflex nach kurzer Zeit ausgelöst. Wir werden unruhig und wollen die Haltung verlassen. Dahinter steht der früher dringend nötige Mechanismus, dass wir jederzeit vor einem angreifenden Tier davonlaufen könnten. Heute brauchen wir dieses Davonlaufen bei den Stressarten, die uns heimsuchen, nicht mehr. Es behindert uns eher. Der Fluchtreflex wird vielleicht ausgelöst, wenn wir in einem Meeting sitzen, wenn wir eine unangenehme Aufgabe erledigen müssen, wenn es in Auseinandersetzungen emotional brenzlig wird. Da aber hilft er uns nicht, wir spüren nur schmerzlich, wie abhängig wir von solchen Reflexen sind.

Wenn wir nun in einer Yin-Yoga-Haltung stecken, ist genau dieses Davonlaufenwollen der aufkommende Reflex, aber wir geben ihm nicht nach, sondern bleiben aufmerksam dabei. Wenn wir für drei bis fünf Minuten (oder länger) in den Haltungen dieser Sequenz bleiben und dabei ruhig und gleichmäßig atmen, lernen wir, den Fluchtreflex zu beherrschen. Wir lassen uns nicht mehr von ihm versklaven. Das wird sich dann auch in unserem Alltag auswirken. Wir bleiben gelassener, wenn es in unserem Umfeld schwierig wird. Wir bleiben handlungsfähig und ruhig.

Atem

Achtet in dieser Sequenz besonders auf euren Atem. Am besten ist hier eine etwas verlangsamte und vertiefte natürliche Atmung. Sie sendet dem vegetativen Nervensystem Signale, dass alles in Ordnung ist. Somit wird der aufkeimende Fluchtreflex von positiven Signalen überlagert. Im »wirklichen Leben« fernab der Yoga-Matte könnt ihr das auch nutzen, ihr werdet damit entspannter und gleichmütiger.

Yin-Yoga Anti-Stress

(Gesamtdauer: 32 Minuten)

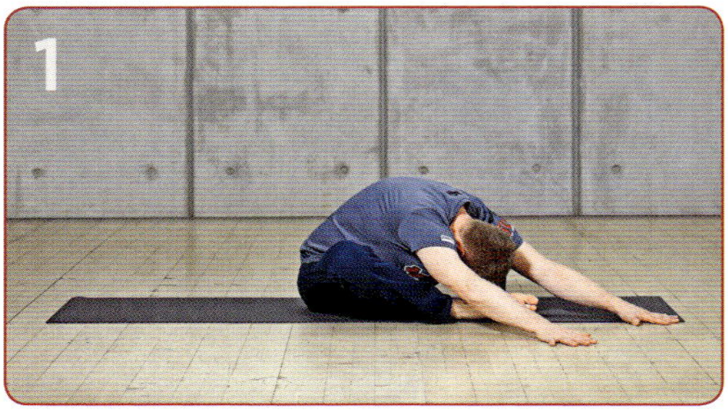

Butterfly, 3 Minuten (Seite 88)

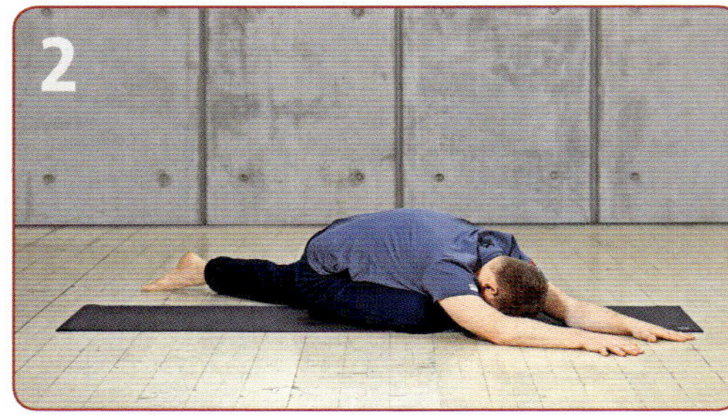

Sleeping Swan, rechts, 3 Minuten (Seite 93)

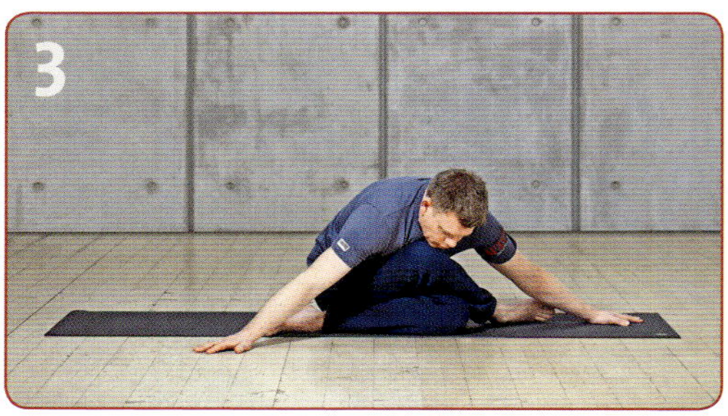

Shoelace, rechts, 3 Minuten (Seite 82)

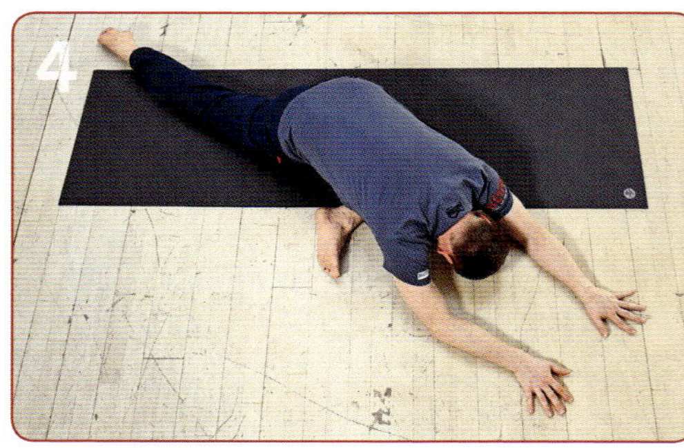

Sleeping Swan, links, 3 Minuten (Seite 93)

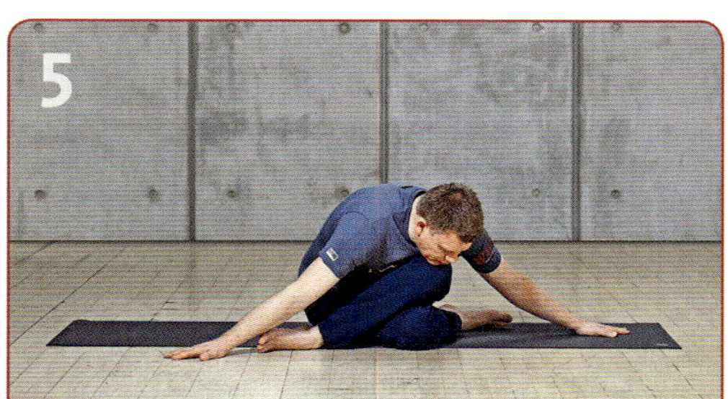

Shoelace, links, 3 Minuten (Seite 82)

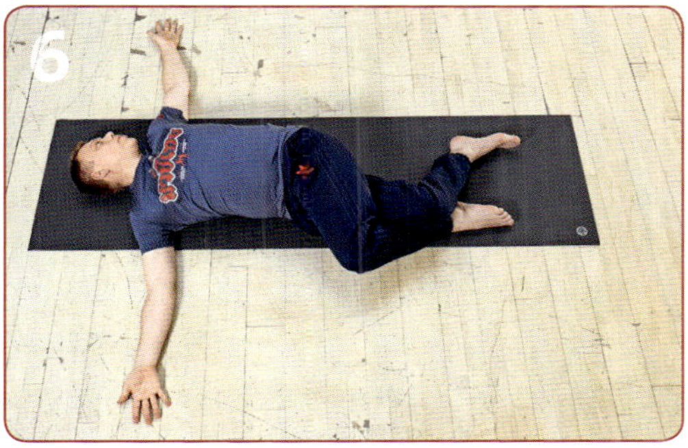

Twisted Root, rechts, 3 Minuten (Seite 98)

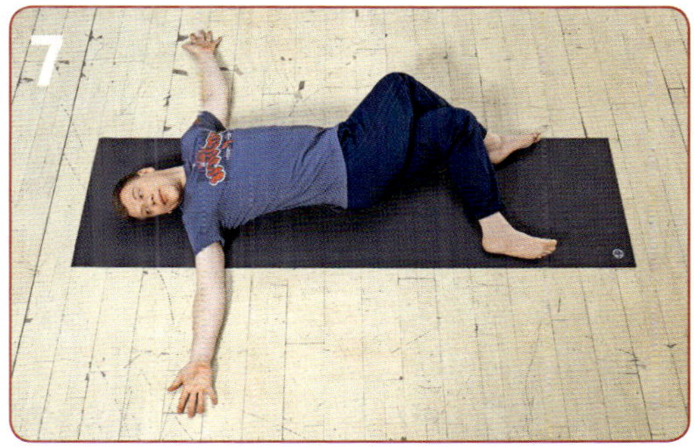

Twisted Root, links, 3 Minuten (Seite 98)

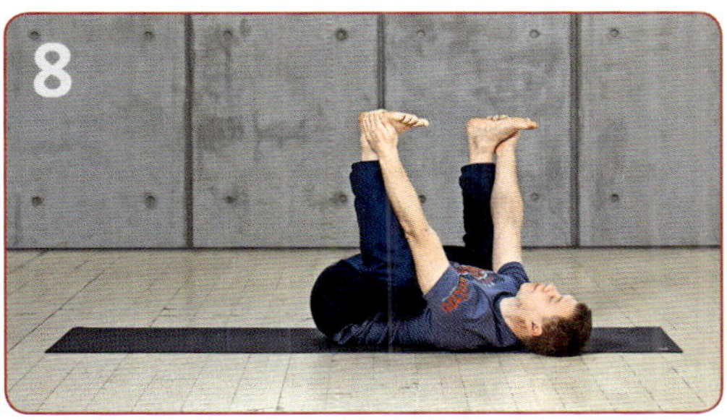

Happy Baby, 3 Minuten (Seite 108)

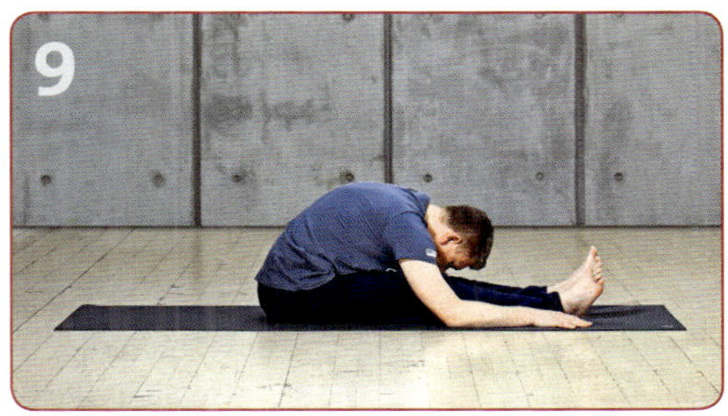

Caterpillar, 3 Minuten (Seite 94)

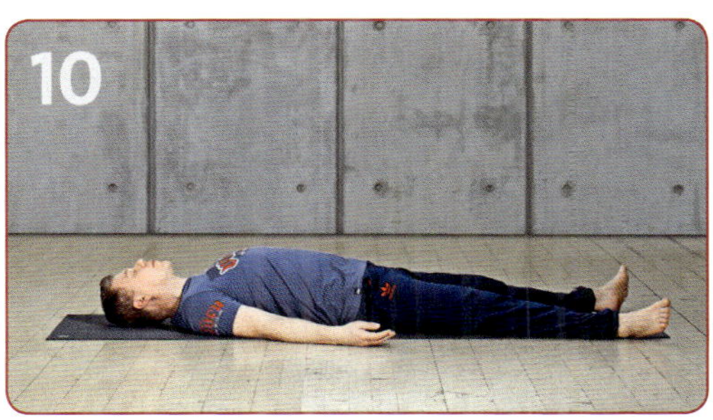

Relax, 5 bis 10 Minuten (Seite 110)

Yin-Yoga-Faszien-Detox

Diese Sequenz wirkt bei der Erneuerung eures Fasziennetzes mit und verbessert insbesondere die Entgiftungsfunktionen. Dazu wollen wir die wichtige Funktion der Faszien noch mal kurz zusammenfassen: Die sogenannte extrazelluläre Matrix, wie das Fasziennetz manchmal auch genannt wird, besteht aus Kollagenfasern und Grundsubstanz. In diesem Netz fließen Informationen, Energie und Flüssigkeit. Deswegen sind gesunde Faszien wichtig für den Abtransport von Giftstoffen aus dem Körper. Um die Neubildung und Erneuerung von faszialem Gewebe anzuregen, hilft ein mechanischer Reiz. Durch ihn werden speziell die Zellen angeregt, die in dem Netzwerk hin und her wandern und es aufbauen und erneuern: die Fibroblasten.

Die mechanischen Reize erzeugen wir bereits mit den Yin-Yoga-Haltungen, bei denen das Gewebe ja gezielt zusammengedrückt und wieder gelockert, gedehnt, gestreckt und gedreht wird. Verstärken können wir die Wirkung noch um ein Vielfaches mit dem Schaumstoffroller. Die Selbstmassagen mit diesem Gerät stimulieren sehr intensiv das Gewebe, es reagiert mit einer starken Entgiftung und beginnt, sich zu erneuern.

Wenn ihr die Übungen mit dem Faszienroller die ersten Male ausführt, beachtet bitte, dass euer Körper recht stark reagieren kann. Während der Übungen ist es meistens schon intensiv, da können Schmerzen auftauchen, die aber sofort wieder verschwinden, wenn der Druck nachlässt. Die eigentliche Anstrengung für den Körper kommt in der Regenerationsphase danach und kann ein, zwei Tage dauern. Dabei treten die Aufbauzellen in Aktion. Besonders wenn man das nicht gewöhnt ist, wird es häufig als sehr anstrengend empfunden. In dieser Phase solltet ihr dem Körper deswegen auch Ruhe gönnen. Umso besser kann er sich um die Aufbau- und Regenerationsprozesse kümmern. Je häufiger ihr insgesamt diese Stellen bearbeitet, desto leichter wird es nach und nach.

Den Roller richtig einsetzen

Der Foamroller wird ganz langsam genutzt, das heißt, ihr bewegt euch sehr, sehr langsam darüber. Je länger ihr für einen Durchgang, also eine Bewegungsstrecke, braucht, desto besser. Der Druck, den ihr mit ihm aufbaut, geht umso tiefer in das Bindegewebe, je länger er an einer Stelle bleibt. Die Tiefenwirkung ist so am besten.

Um den Roller noch effektiver einzusetzen, könnt ihr zusätzlich den Hin- und Rückweg etwas variieren. Ganz kleine Änderungen im Winkel und in der Rollstrecke (nur wenige Zentimeter) reichen dafür schon aus. Rollt zum Beispiel auf dem IT-Band seitlich am Oberschenkel auf dem Weg vom Becken zum Knie ein klein wenig auf der Vorderseite des Beins und auf dem Rückweg ein klein wenig mehr auf der Rückseite.

Yin-Yoga-Faszien-Detox
(Gesamtdauer: 28 Minuten)

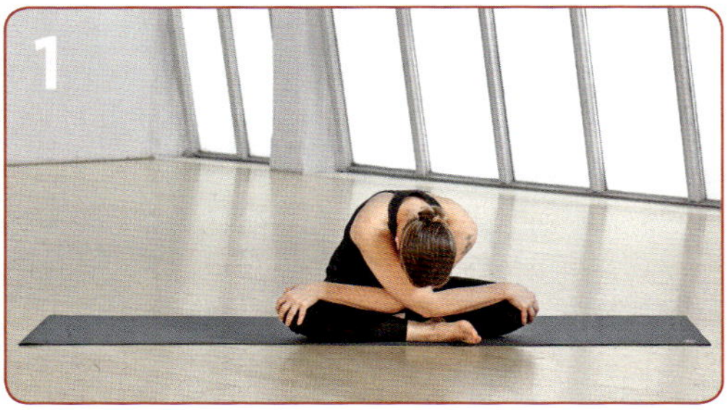

Bowing Monk, rechts, 3 Minuten (Seite 96)

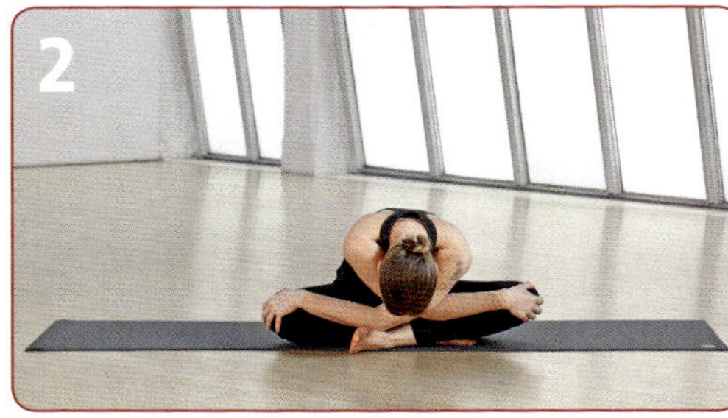

Bowing Monk, links, 3 Minuten (Seite 96)

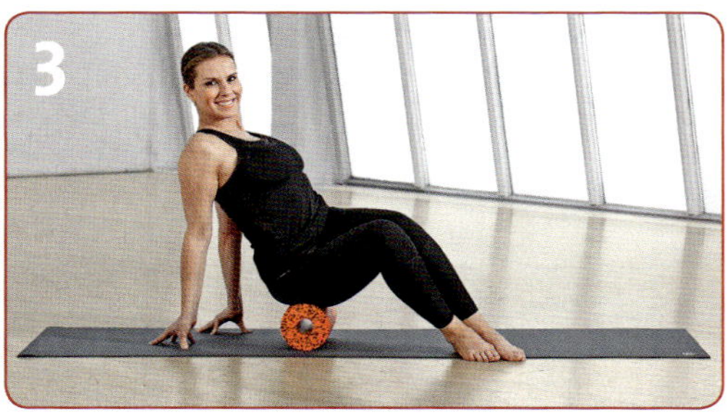

Brazilian Butt Roll, 2 Minuten (Seite 120)

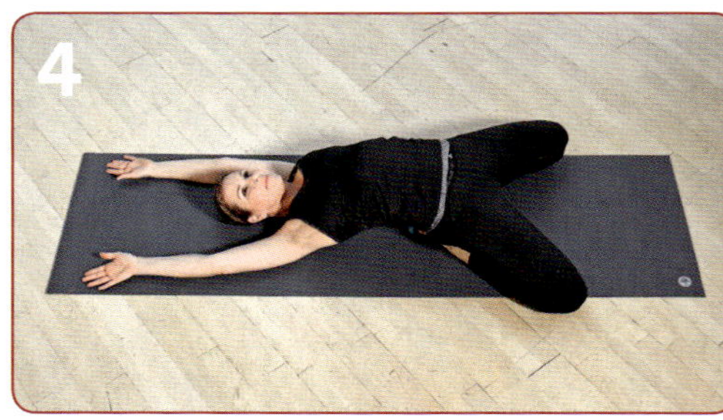

Full Saddle, 3 Minuten (Seite 86)

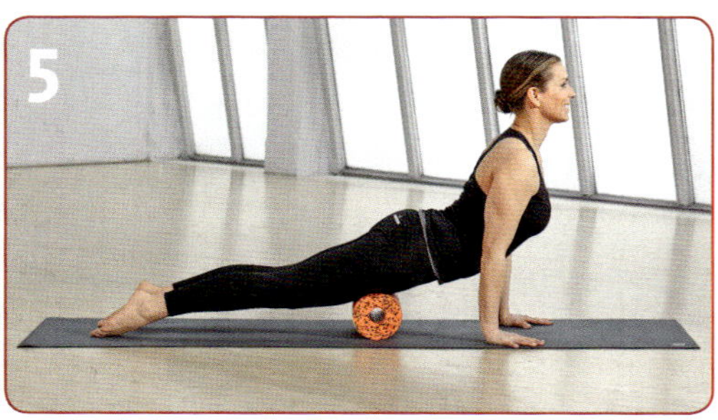

TFL Roll, 2 Minuten (Seite 122)

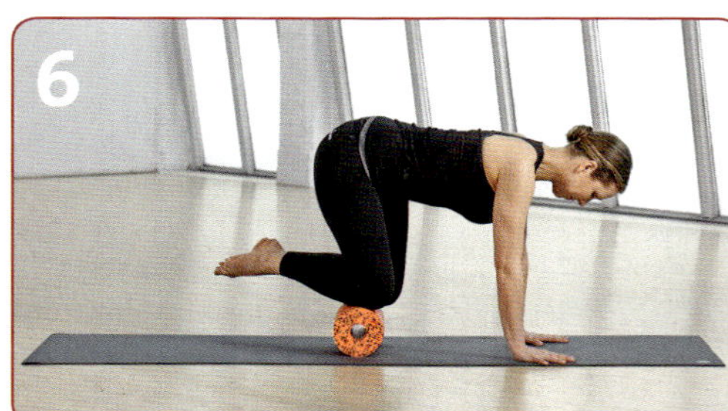

Pretty Knees, 1 Minute (Seite 124)

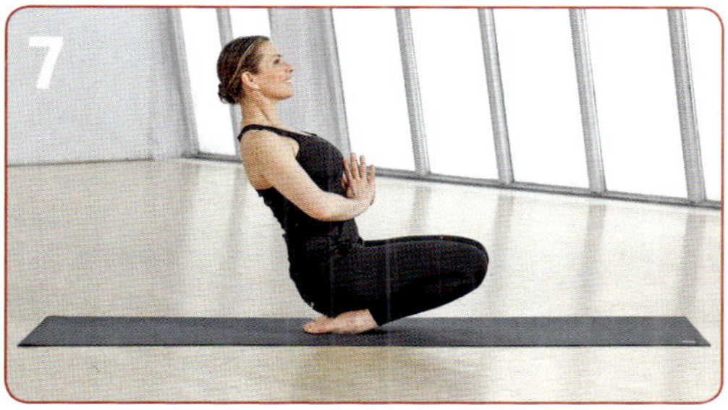

Ankle Stretch, 3 Minuten (Seite 100)

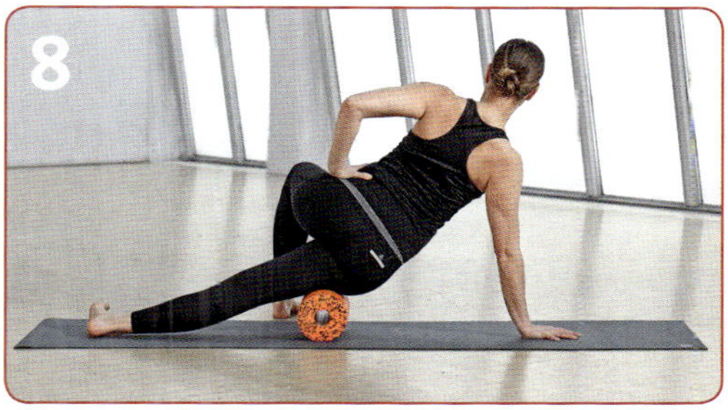

IT-Band-Roll, rechts, 1 Minute (Seite 118)

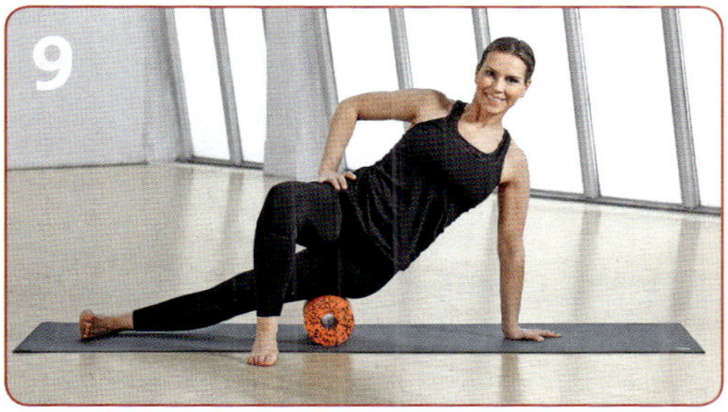

IT-Band-Roll, links, 1 Minute (Seite 118)

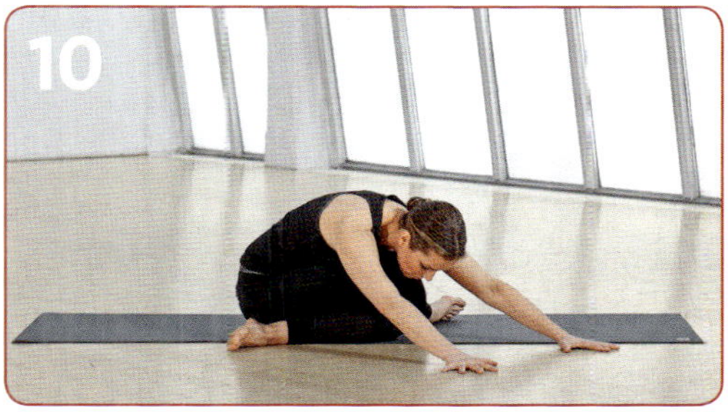

Shoelace, rechts, 3 Minuten (Seite 82)

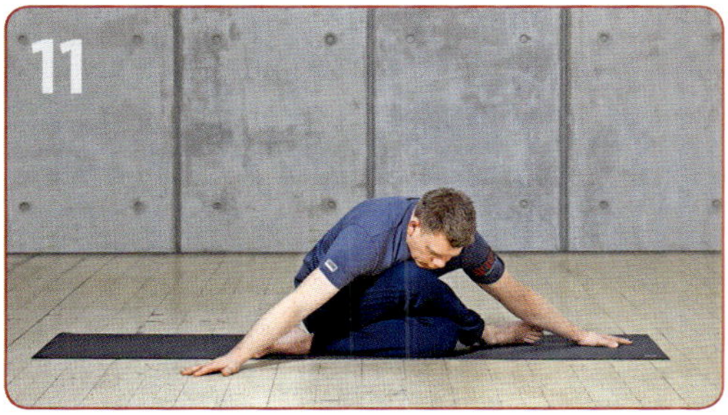

Shoelace, links, 3 Minuten (Seite 82)

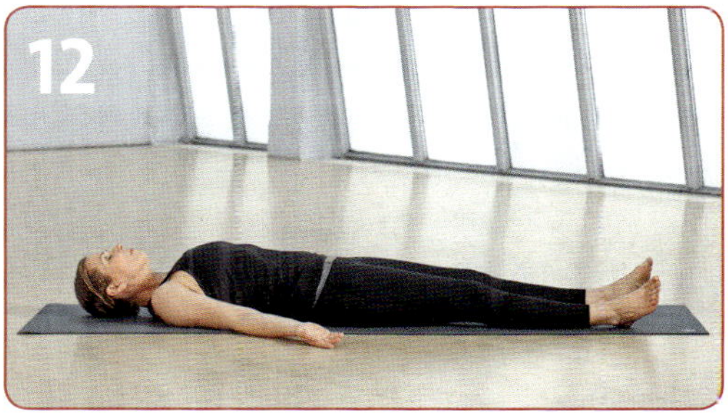

Relax, 3 Minuten (Seite 110)

Über die Autoren

Andrea »Qbi« Kubasch

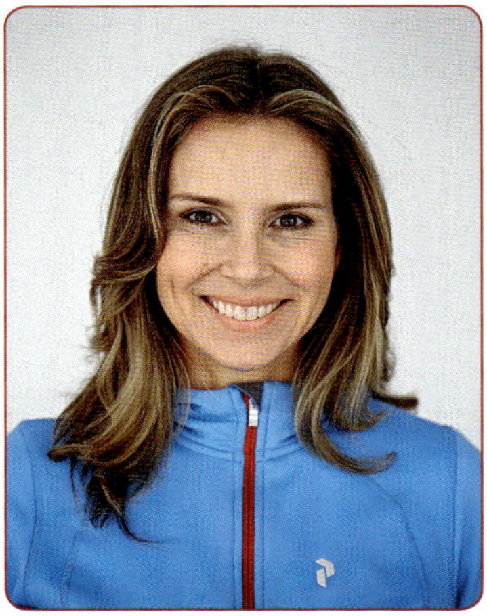

Ich habe Madonnas Arme bewundert, und diese ganz banale Sehnsucht hat mich zum Yoga gebracht. In meiner Teenagerzeit habe ich Leistungssport gemacht, Rollschuh- und Eiskunstlauf. Am Höhepunkt dieser Karriere bekam ich von einem Sportarzt wegen starker Rückenprobleme eine tägliche Rückengymnastik verschrieben. Letztlich war dieses Programm bereits eine Kombination aus Yin- und Yang-Yoga-Übungen – und es half.

Als Marketingmanagerin in einer großen Plattenfirma war ich später immer ganz dicht an den Stars und durfte mit tollen Künstlern wie Madonna, Cher und Duran Duran arbeiten. So kam es, dass ich im amerikanischen Mekka der Yogis – in Santa Monica – Bryan Kest entdeckte.

Eines Tages – den Begriff Burn-out gab es noch nicht – zog ich die Reißleine in meinem Traumjob als Musikmanagerin. Ich hängte den Beruf an den Nagel und probierte Verschiedenes aus. Schließlich mietete ich einen Raum und bot Yoga-Kurse an. Das war der Anfang. In unseren zwei Studios in Hamburg haben mein Partner Dirk Bennewitz und ich mittlerweile über 300 Yoga-Lehrer und unzählige Schüler ausgebildet.

Im Jahre 2003 traf ich das erste Mal auf Paul Grilley und sein Yin-Yoga. Bald durften wir als direkte Schüler und dabei sogar als erste Deutsche von diesem besonderen Menschen lernen. Ich habe auch bei vielen anderen bekannten Yoga-Meistern gelernt. Die größte Ehre für mich war es, Patthabi Jois, den Begründer des Ashtanga Yoga, persönlich im Unterricht erfahren zu dürfen.

Mittlerweile bin ich Autorin zahlreicher Publikationen, die in den USA, in Deutschland, Österreich, der Schweiz, Frankreich, England, Portugal, Benelux und Spanien veröffentlicht wurden. Ich unterrichte auf vielen Yoga-Konferenzen, Yoga-Lehrerausbildungen und in nationalen und internationalen Resorts. Mein Unterrichtsstil, der Power Yoga Germany Kata Flow, ist geprägt von sorgfältig ausgewählter Musik und einem intuitiven Vorgehen. Ich begeistere mich dafür, kreative Sequenzierungen zu finden und komplizierte Techniken auf einfache Art und Weise an die Yoga-Übenden weiterzugeben.

Dirk Bennewitz

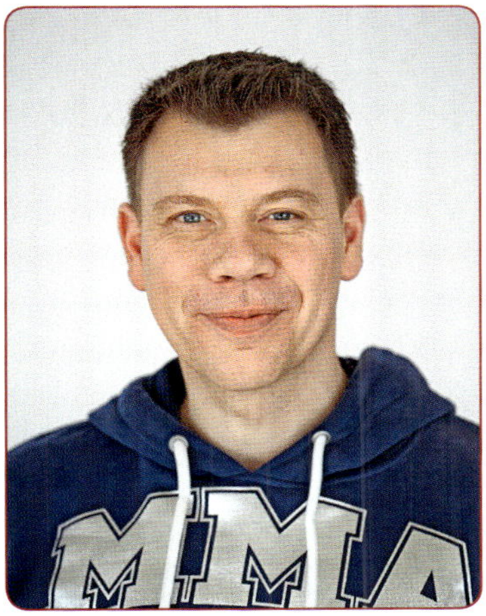

Ich wurde 1969 geboren und bin in einer für östliche Philosophie offenen Atmosphäre aufgewachsen. In meiner gesamten Familie wurde Aikido, eine aus Japan stammende Kampfkunst, betrieben. Die Prinzipien von Frieden und Gewaltlosigkeit haben mich dabei ganz natürlich umgeben wie den Fisch das Wasser. Es war nur natürlich, dass ich ebenfalls Aikido lernte.

Nach dem Abitur 1988 habe ich bei der Fallschirmjägertruppe angeheuert und meine Heimatstadt Lübeck in Richtung der französischen Grenze verlassen. Die Saarlandbrigade war zu der Zeit die schnelle Eingreiftruppe der NATO (Allied Mobile Forces), und so war ich in vielen Einsätzen und Übungen im In- und Ausland. Die Zeit dort, mit dem strengen Ehrenkodex einer Elitetruppe, prägt mich bis zum heutigen Tag.

Danach habe ich zuerst eine kaufmännische Ausbildung gemacht und später meine eigene Sicherheitsfirma gegründet. Sie existiert bis heute und widmet sich dem nationalen und internationalen Personenschutz. 2002 habe ich meine eigene Selbstverteidigungsmethode für Menschen in hoch riskanten Tätigkeitsfeldern entwickelt: Instinctive Survival, eine Mischung aus Krav-Maga (israelische Selbstverteidigungsmethode), Aikido und Szenario-Training.

Ende der 1990er-Jahre kam ich erstmals praktisch mit Yoga in Berührung. Später führte mich mein Yoga-Weg zu Bryan Kest und seinem Power Yoga. Ich verehre diesen Yoga-Meister sehr, für mich vereint er wie kein Zweiter die Lehren des Yoga in seinem Charakter und seinem Leben. Im Jahre 2003 hörte ich dann das erste Mal von Paul Grilley, einem der größten Yin-Yoga-Meister unserer Zeit. Yin-Yoga wurde für mich zum idealen Ausgleich zu den yang-orientierten Seiten meines sonstigen sportlichen (Kampfsport, Power Yoga ...) und professionellen (Personenschutz, Yoga-Schulleitung, Autor ...) Lebens. Ich unterrichte heute auch V.I.P.s aus den Bereichen Musik, Film und Leistungssport. Mir bietet mein Arbeiten, auch im Personenschutz, einen interessanten Einblick in außergewöhnliche Lebenswelten. Es ermöglicht mir ein tieferes Verständnis der Zusammenhänge von Kultur, Ruhm und Gesellschaft.

Kontakt- und Infoadressen:

Andrea Kubasch / Dirk Bennewitz
www.poweryogagermany.de
Info@poweryogagermany.de

www.dirkbennewitz.de
info@dirkbennewitz.de

Onlinestudio Power Yoga Germany:
www.poweryogagermany.de/online-studio.html

Power Yoga Germany Center:
Hamburg / Schanzenviertel
Ludwigstr. 10, 20357 Hamburg

Hamburg / Winterhude
Herderstr. 38, 22085 Hamburg

Yin Yoga Paul Grilley:
www.paulgrilley.com

Power Yoga Bryan Kest:
www.poweryoga.com

FIT UND GESUND MIT YOGA-POWER

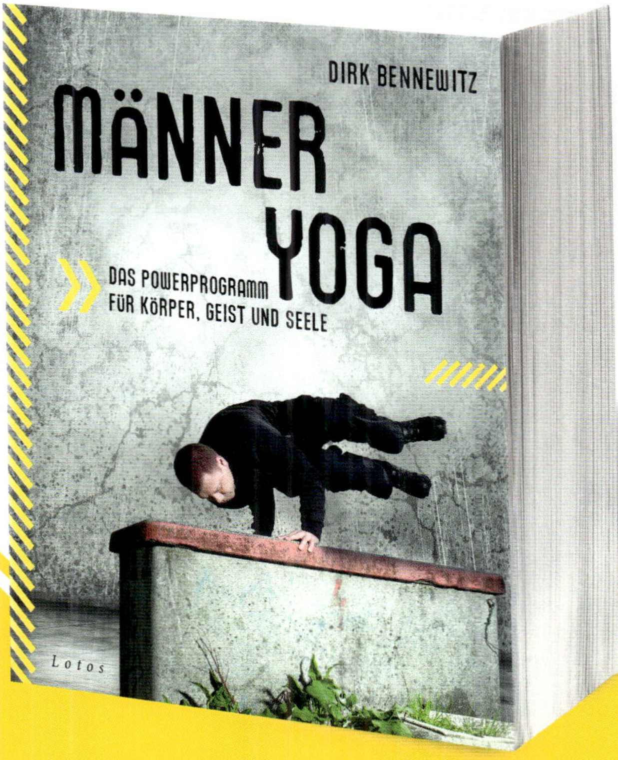

ISBN 978-3-7787-8222-4

Hier ist der Mann ein Mann – auch beim Yoga! Dirk Bennewitz, VIP-Bodyguard und einer der renommiertesten Yogalehrer Deutschlands, bringt Männer in körperliche und geistige Topform. Alle Übungen sind auf typisch männliche Bewegungsmuster zugeschnitten. Eine Kombination klassischer Asanas mit Power-Yoga und Kampfsportelementen – leicht nachvollziehbar und garantiert wirksam.

Jede Übung mit Schritt-für-Schritt-Anleitung und zahlreichen Fotos.

Leseprobe unter:
www.ansata-integral-lotos.de

Lotos

Das vorliegende Buch ist sorgfältig erarbeitet worden. Dennoch erfolgen alle Angaben ohne Gewähr. Weder Autoren noch Verlag können für eventuelle Nachteile oder Schäden, die aus den im Buch gemachten praktischen Hinweisen resultieren, eine Haftung übernehmen.

MIX
Papier aus verantwortungsvollen Quellen
FSC® C004229
FSC
www.fsc.org

Verlagsgruppe Random House FSC® N001967
Das für dieses Buch verwendete FSC®-zertifizierte Papier Hello Fat Matt 1,1 liefert Condat, Le Lardin Saint-Lazare, Frankreich.

Lotos Verlag
Lotos ist ein Verlag der Verlagsgruppe Random House GmbH.

ISBN 978-3-7787-8248-4

Erste Auflage 2014
Copyright © 2014 by Lotos Verlag, München, in der Verlagsgruppe Random House GmbH
Alle Rechte sind vorbehalten. Printed in Germany
Layout und Covergestaltung: Guter Punkt, München
Coverfoto: © Marco Grundt
Redaktion: Diane Zilliges
Herstellung: Helga Schörnig
Druck und Bindung: Druckerei Uhl, Radolfzell

www.ansata-integral-lotos.de

Bildnachweis

Bildredaktion und Leitung der Fotoproduktion: Sabine Kestler

Fotos: Marco Grundt
Haare/Make-up: Claudia Wegener-Bracht
Styling: Melanie Beßler

Mit Ausnahme von:
Seite 7: © privat

Illustrationen:
Seite 15: © shutterstock
Seite 31, 33: © Markus Weber / Guter Punkt, München
Seite 36: © Kim Hoang / Guter Punkt, München
Seite 27, 49: © Bastian Weiss / Guter Punkt, München
Seite 50: © Bastian Weiss / Guter Punkt und © shutterstock

Wir danken der Adidas Group für die freundliche Unterstützung der Fotoproduktion.